DESCRIPTION
DV IARDIN ROYAL
DES PLANTES MEDECINALES,
eſtably par le Roy Lovis le Ivste,
à Paris.

Contenant le Catalogue des Plantes qui y ſont de preſent cultiuées, enſemble le Plan du Iardin.

Par Gvy de la Brosse, Medecin ordinaire du Roy, & Intendant dudit Iardin.

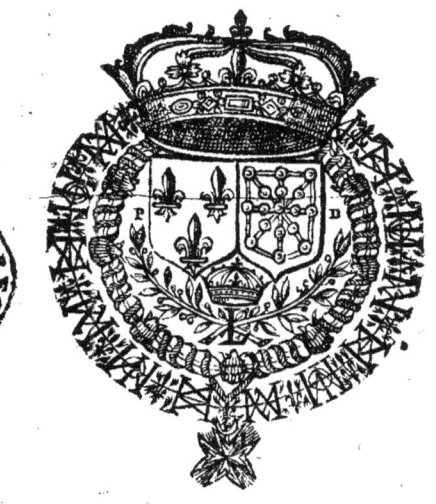

A PARIS,
M. DC XXXVI.

A MONSEIGNEVR DE BVLLION,
SVR-INTENDANT DES FINANCES DE FRANCE.

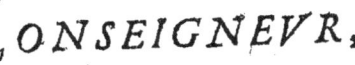ONSEIGNEVR,

C'eſt vne monnoye qui a touſiours eu vn grand cours parmy le commerce des hommes, que la loüange des merites de nos bien-faicteurs, & qui autresfois eſtoit d'aſſez bône miſe pour ceux qui s'en acquitoient dignement. Mais ores que les meilleures choſes ſont falſifiées par le malheur du têps & la malice de

A ij

l'humaine condition, cette mercerie est si fort descriée qu'elle ne passe plus sans soupçõ de faulseté, au moins ne se peut-elle guarantir de celuy de la flatterie, & si elle se débite encore, ce n'est en verité que chez les ames molles & vaines. Vous cognoissez, Monseigneur, si parfaictement ces deffauts, que ce ne seroit pas moins d'erreur de les vous desguiser, que de temerité de les vous presenter ; a vous dont le genereux courage ne veut seulement pas le remerciement de ses biens faits ; & puis quel besoin ont vos vertueuses actions des loüanges d'autruy, ne sont-elles pas en veuë du Ciel & de la terre, pour estre connuës de toutes les personnes d'honeur. Les emplois qui vous ont occupé au seruice de nos Roys HENRY LE GRAND, & LOVIS LE IVSTE, pendant le cours de vos plus belles années, & les merueilles que vous auez produit en quatre ans que vous supportez le penible faix des Finances, portent assez hautemẽt les tesmoignages de vostre valeur : ce sont œuures parlantes & toutes éclatantes de leur propre lumiere, qui n'ont aucun besoin de secours estranger, ny d'enrichissement ; elles iettent tellement de la pouldre aux yeux de la plus louche enuie, qu'elle est forcée d'auoüer que vous n'occupés vainement cette espineuse charge, & que si vous auez eu la fortune fauorable, & du bon-heur, que vous auez eu & de la prudence pour conduire celle-cy, & de la sagesse pour mesnager & posseder cette autre. Qui est-ce qui n'auouëra que ce sont des effects d'vne personne protegée du Ciel, d'auoir acru de la moitié & plus le reuenu du Roy en si peu de temps ? D'auoir en mesme instant soustenu par vos admirables soins, dedans & dehors le Royaume, les despenses immenses des grandes armées de sa Majesté, & qu'en ce moment vous ayez faict faire recepte & despense de plus de cent cinquante millions de liures de deniers extraordinaires ? L'on pourra dire que cela surpasse toute creance, & c'est aussi en cela que consiste quelqu'vne de ces merueilles, ausquelles il faut encore adiouster que tout d'vn temps vous auez desbroüillé le cahos des Finances, & l'auez mis à tel ordre que les plus grands ennemis de la verité & de vostre vertu, sont obligez de confesser qu'vn tel personnage estoit necessaire à l'Estat, pour la solidité de ses iudicieux conseils, pour la parfaicte intelligence des affaires & des Finances, & pour l'exact mesnage de leur employ.

Ces grands exploits de vostre prudence sont d'autant plus estimables que vous n'auez pas oublié parmi ces riches mesnagemens, & ces insupportables despenses de la guerre, d'autres œuures plus recommandables de present, & à la posterité, que celles de ceux qui vous ont deuancé; & auec cette grace du Ciel que chacun auoüe, que les beaux ouurages que vous auancez ne sont pas cimentés du sang du peuple, ny poursuiuis par vostre vanité. Cette veritable recognoissance de vos bonnes intentions procede de ce qu'il est tres-connu de tous, que si (pour satisfaire aux iustes & pieuses volontez du Roy) vous faictes redifier la saincte Chappelle, de son embrasement & de ses noires ruines: vous disposez par son tres-exprez commandement de faire construire vn tombeau au Roy HENRY LE GRAND, digne d'enfermer les os de ce valeureux Monarque: vous parfaictes le pied d'Estal de l'Effigie de ce Pere du peuple: vous faictes necessairement remparer & fortifier plusieurs places frontieres importantes à la seureté de l'Estat, où s'est iusques à maintenant employé plus de six millions de liures: vous faictes ruisseler dedans Paris pour la commodité de ses habitans, les eaües de Rongis: & si encore vous donnez la main à l'effect du grand Canal qui doit enuironner la nouuelle enceinte de cette incomparable Ville? Que ce sont œuures de pieté, de necessité, & de commodité, que les plus farouches esprits, & les plus dégoustez ne sçauroient trouuer mauuais.

Vous poursuiuez ces ouurages, Monseigneur, auec vne telle sagesse, que la dent venimeuse des plus mesdisans ne sçauroit donner d'atteintes à vostre vertu; & les termes iniurieux ne peuuent sortir de leur bouche abboyante, qu'à leur confusion. Car ils ne sçauroient ignorer la iuste dispensation que vous faites du sacré thresor du Roy. Ils sçauent tous qu'auant vn tel employ, que Dieu vous comblât de ces graces, vous auoit aussi tres-richement pourueu de biens de vostre naissance, & depuis d'autres que vous auez meritoirement acquis par vos loüables & infatigables trauaux. Ils ne vous ont pas espargné pour le respect deu à vostre merite, mais pour ne paroistre ridiculs estalant des pensées si contraires à la verité connuë.

Mais entre tant d'ouurages pieux, necessaires, vtils, & de decoration, regardez des yeux de diuerses passions, il n'y en a aucun, où toutes les pensees des hommes concurrent à vn sentiment de bien, que l'establissement du Iardin Royal des Plantes Medecinales. Cette œuure desirée de sa Majesté, que vous auez heureusement accomply, emporte le prix de tous les autres. Et porte sur le front la Charité & la Pieté du Roy, l'vtilité publique, la necessité de la Medecine, l'auantageuse decoration de Paris, la commodité d'apprentissage de la matiere Medecinale à toutes les nations, & l'effect de vostre bonté. Les temples, les tōbeaux, les fortifications des places frontieres, les Effigies, les accroissemens de villes, les enceintes, les canaux, les aqueducs, & les fontaines, sont de grands œuures. Mais celle de ce Iardin de sa Majesté embrasse & contient tous les auantages que l'on leur peut attribuer, voire les surpasse autant que la santé vaut mieux & est preferable à tous les biens corporels. Il n'est richesse (dit l'Ecclesiastique) qui soit par dessus la santé du corps, & n'est plaisance qui surmonte la ioye du cœur: mieux vaut la mort que la vie amere, & le repos eternel que la longue maladie. La santé surpassant ainsi tous les autres biens du corps, ce qui sert à la procurer ne merite-il pas auoir de l'estime par dessus toutes les choses que l'on donne au commun vsage, & celuy qui a parfait par sa prudence vn tel ouurage, ne merite il pas de l'honneur selon cette mesure.

I'oseray dire encore que tous les autres ouurages ont leur nom enfermé dans la France, il faudroit vn grand bruit, ou vne tres-grande perfection

fection pour les porter & leur donner de l'estime chez les estrangers : Mais l'edifice de ce beau & grand Iardin de sa Majesté, ces riches parterres remplis de toutes sortes de plantes Medecinales à qui vous auez donné l'estre, & où les curieux & desireux de leur perfection en la Medecine se doiuent venir perfectionner, est bien d'vn autre esclat, il faut croire que sa reputation s'estendra autant qu'il est necessairement vtil, & aussi loing que la course du Soleil qui l'esclaire & qui auiue ses plantes.

Depuis deux ans que les plantes de diuers climats vegettent en ses quarreaux, la porte a esté continuellement ouuerte aux Nations estrâgeres qui les sont venu visiter & admirer, remportant chez eux autant de satisfaction que leur curiosité s'est trouuée loüable. Si à sa naissance ils en font estime, que feront ils en son progrés, puisque les plantes pour leurs grandeurs & beautés sont œuures du temps & des saisons? I'ose asseurer, Monseigneur, que l'estime d'vn tel ouurage est d'autant plus grande, quelle peut porter plus hautement & plus loing dedans toutes les parties du monde, le nom & la charité de sa Majesté, que toutes les autres œuures de sa pieté. Mais cela ne se peut sans que vous y ayés vne part condigne à vostre merite.

Et affin qu'il soit plustost connu de tous les

B

peuples de la terre qui cheriſſent les actions ver-
tueuſes, & que ceux que l'oyſiueté retient en la
chaleur de leur foyer en iouïſſent de quelque maniere, iay crû qu'il eſtoit neceſſaire d'en faire
tailler vne planche & de l'accompagner de ſa
deſcription & du catalogue des raretés qu'il en-
ferme, par ce moyé l'on cōnoiſtra qu'il eſt vraye-
ment vne œuure Royale, & que vous auez ac-
cōpli par voſtre prudence, le plus excellent edifice
de nos âges. Mais cōme la proprieté en apartiēt
au Roy, & l'vſage par ſa charité à ſes peuples:
Il eſt tres-raiſonnable que l'image vous en ſoit
deuouëe, & que vous receuiés ce petit eſchantil-
lon de la reconnoiſſance de voſtre tres-humble
creature. Ce n'eſt pas que publiant les graces que
i'ay receuës à plaines mains de voſtre pure bonté,
ie pretende que ce ſoit ſatisfaire à mon deuoir,
ce ſeroit vn penſer trop vain, mais c'eſt en quelque maniere pour teſmoigner à nos ſuiuans que
vous n'auës pas formé vne creature ingrate, ie
ne puis vous preſenter que ce qui vous apartiēt;
& que ce que i'ay receu de voſtre fauorable main
il vous doit eſtre d'autant plus agreable que c'eſt
voſtre œuure, & qu'elle vous eſt repreſentée.

MONSEIGNEVR,
Par

Voſtre tres-humble, tres-obeyſſant
& tres-obligé ſeruiteur
GVY DE LA BROSSE.

DESCRIPTION
DV IARDIN ROYAL
DE PARIS.

Pour la culture des plantes Medecinales.

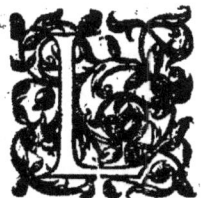E temps & la perseuerance qui donnent naissance à toutes les choses de la Nature & de l'Art, ont en fin éclos à Paris, le Iardin Royal pour la culture des plantes Medecinales. C'est vne œuure proposée auant moy en diuers temps par plusieurs doctes personnages, mais qui n'a esté d'aucun poursuiuie iusques à l'esperance de son establissement, sont esté de curieuses pensées qui n'ont iamais passé au delà du desir. Ie ne leur veux pourtant faire ce tort de croire que si l'effect n'a pas respondu à leur loüable intention, que ce soit manque de courage de ne l'auoir poursuiuy, plustost i'auseray penser que cet excellent ouurage estoit reserué au regne de Louys le Iuste, ou tant de belles & grandes merueilles qu'il a executées, auoient esté remises par le Ciel pour rendre, & son siecle, & son regne

B ij

tres-Illustres. Que si Dieu m'a fait cette grace de le faire dresser & planter, apres la perseuerance de vingt années, & la resistance à mil facheux obstacles, tant de la part de l'enuie, que de plusieurs autres facheux accidents occurans à semblables desseins : Ie veux bien confesser que i'en dois plustost l'effect au bonheur que m'a donné la fauorable rencontre de Monseigneur de Bullion, mon tres-honoré Seigneur & bien-faicteur, qu'à mon Merite : Car il est pour constant, qu'assentissant à la charité du Roy, & à ses pieuses inclinations, il a fait voir le iour à cet ouurage. Mais quoy qu'il soit escheu de la sorte, si suis je tres-satisfait, & tres-heureux d'auoir le premier mis la main à sa culture.

Que si des esprits portés à d'autres pensées trouuent estrange que ie donne rang à ce Iardin entre les œuures les plus recommandables, qu'ils cessent de s'en estonner puisque nous pouuons faire voir tres clairement, qu'il est d'entre celles que la charité & la pieté de sa Majesté tres-Chrestienne ont donné à ses peuples, la plus vtile & necessaire, non seulement à ses sujets, mais encore à toutes les Nations de la terre qui l'aborderont.

Il est vray qu'entre les ouurages tres hardis, de iudicieuse conduitte & de grand coust qui se font faites en France, depuis la naissance de sa Monarchie iusques à maintenant, ie ne puis que ie ne donne vn grand lieu à l'aqueduc qui fait ruisseler les eaux de Rongis dedans Paris, il est conduit au pied d'vn si excellent niueau en la longueur de trois lieuës, que l'on va sous voute debout depuis le Chasteau d'eau du fauxbourg S. Iacques, iufques à fa fource, & que facilement l'on voit par toute cette efpace doucement couler ce liquide Element.

C'eſt veritablement vn ouurage ou paroiſſent trois notables pieces, la liberalité du Roy en fa defpence, l'vtilité publique en fon grand flux d'eaux, & l'excellence de l'ouurier en fa façon & conduite. Mais quoy qu'il foit eſtimable & digne d'admiration à la poſterité, ſi n'eſt il à preferer à ce Iardin, voire i'oferay dire que celui-cy le deuance, autant que la fanté furpaſſe tous les autres biens du corps. Les ouurages ne font pas touſjours en prix par la grandeur de leur maſſe, ou pour le grand couſt de leur fabrique, autrement les piramides d'Egypte tiendroient ores le premier lieu entre tous ceux dont il nous reſte des veſtiges, mais leur auantage conſiſte en leur vſage. Ces monſtrueux edifices teſmoignent plus l'orgueil de leurs autheurs que leur pieté, & celui cy tient tout de la charité & bôté du Roy, & rien de la vanité. A quoy feruent ces grands monceaux de pierres entaſſées les vnes fur les autres, qu'à monſtrer les vaines penſées de ceux qui les ont fait amonceler, croyans par là s'immortaliſer: ces Arcs triomphaux, ces Theatres, ces Circles, ces Hypodromes, ces Arenes, & ces Coliſées, ſinon à faire voir en leur durée l'extreme orgueil des hommes qui les ont fait eſleuer.

Quelqu'vns pour raualer noſtre gloire pourront dire que dés long temps dans Paris il y a eu vn Iardin des plantes Medecinales, ſinon Royal, au moins ſtipandié par le Roy, & que depuis trente années on en

B iij

a edifié vn tres-beau à Montpelier, de sorte que nous n'auons pas grand auantage d'auoir conftruit celuy-cy deffus de fi excellents modelles. A cela ie refponds qu'il eft vray qu'il y a plus de foixante ans que le fieur Robin Herborifte du Roy, tres-curieux en la culture des plantes, dont plufieurs Autheurs font honorable mention, a cultiué vn petit Iardin qui n'a iamais excedé trois cens toifes de terre, & pour lequel, & pour fa penfion, il n'auoit que quatre cens liures par an, auffi eft il vray que s'il n'euft eu autre reuenu pour fe maintenir, & fa loüable curiofité au fait des plátes, qu'il n'euft pas eu dequoy cultiuer des choux. Courageux qu'il eftoit il receuoit pluftoft ce chetif gage pour l'honneur d'eftre auoüé de fon Prince, que pour l'vtilité. Depuis luy fon fils le fieur Vafpafien Robin fuccedant à fon heritage, à fa capacité, & à fa charge, ne faifoit eftat de ce petit apointement que pour payer les ports des lettres de fes correfpondances, & les voitures des plantes nouuelles qui luy eftoient enuoyées. La qualité de ces gages peut affez faire remarquer quel eftoit ce iardin : Auffi quittant cét efchantillon de fa vertu, & le Roy reconnoiffant fon merite luy a donné la charge de Soubs-demonftrateur des plantes en fon Royal Iardin, auec tres-honnefte appointement, où il s'applique maintenant auec honneur, mettant en euidence les graces que Dieu luy a faict en la connoiffance & culture des vegetaux.

Quand à celuy de Montpelier de toute autre condition, il a efté entrepris par le feu fieur Richer Medecin tres docte & entendu au fait des plantes, enuiron l'an 1598. qu'il le proposa au Roy Henry le Grand, dont il fut escouté, & receut de luy les moyens de sa construction, & d'vn honneste entretien, aussi le rendit-il le plus accomply de sa connoissance, & au point que Montpelier en a receu de la reputation & de l'vtilité, pour ce qu'il estoit comme vnique : car celuy du sieur Robin ne portoit que son nom, & n'auoit de l'estenduë qu'autant que son merite luy en auoit acquis. Ce iardin ainsi construit dura en la beauté de ses plantes iusques à l'année 1624. qu'il fut totalement ruiné par le siege de Montpelier, logeant en son lieu vn grand bastion. Mais la guerre ciuile finie, ou plustost les mutins & les rebels reduits à leur deuoir, les fortifications desmolies, ce courageux personnage remit sus le Iardin du Roy, l'accreut en terre, luy donna quelque autre dispositions ce luy sembloit plus aduantageuse, que la premiere, de sorte qu'en trente-deux, il ne paroissoit non plus de ses ruines, que s'il n'eust iamais esté endómagé, & depuis estant ce crois-je, curieusement cultiué par le sieur de Belual Neueu & successeur du sieur Richer mort depuis trois ans, il y a apparence que ses plantes doiuent estre en vn grand degré de perfection. Or quelque soin qu'ils y ayent apporté, il ne faut pourtant presumer qu'il fut remply de beaucoup de plantes estrageres, celles de sa region, & qui vegettent en Languedoc, & Prouence, auec quelqu'vnes des Pirenées y estoient seulement cultiuées. Mais d'autant que la plufpart de ces plantes sont estrangeres aux Alemans, Anglois & autres Nations Septentrionales, les voyant si belles, sans prendre garde d'où elles estoient tirées, les estimoient

par delà ce que l'on en doit faire cas, d'où est venu sa grāde reputation. Car d'y voir luxurieusemēt croistre les Lantisques, les Alaternes, les Philerea, le Cistus, les Cystus ledon, les Arbousiers, les Kermes, les Chesnes verds, les Therebintes, les Sabines, les Romarins, Lauandes & Stecas & semblables autres, ils ne s'apperçoiuent pas que telles plantes leurs sont tellement communes & vulgaires que les paysās en font leur plus ordinaire chauffage. C'est de mesme que qui estimeroit en ces quartiers les houx, les briaires, les genets, & les geneuriers: mais si nous les cultiuons, & que nous les ayōs aussi beaux qu'eux, c'est dequoy en faire cas. Veritablement iusques à maintenant nous nous pouuōs vāter qu'ils y prennēt vn tres-bel accroissemēt, & s'ils continuent cōme nous l'esperons, ils ne deuront rien à ceux de Montpelier. Que si les estrangers eussent cōsideré que les plantes estrangeres de cette contrée n'y estoient pas, où s'il y en auoit qu'elles y estoient si languissantes qu'à peine les y pouuoit-on obseruer, ils ne l'eussent tant estimée, cōme ie m'en suis tres-bien apperceu y estant, car ayant besoin de quelques fueilles d'Asarum à peine y en peus-je trouuer deux chetiues, estāt beaucoup plus aisé de faire du chaud aux plantes, que de leur donner du froid à proportion de leur nature. C'a esté vne des plus frequētes obiectiōs que l'on m'a faite en la poursuitte de nostre establissemēt, sçauoir si nous pouuions icy cultiuer les plantes comme à Montpelier, s'imaginant les bons personnages, que ce lieu de Montpelier estoit seul capable d'vne telle culture, & non les autres, sans considerer que toutes les plantes ne sont pas naturellement par tout, & que
chaque

chaque terre climat & lieu produit les siénes qu'il faut recueillir & amasser de toutes parts où la nature leur donne naissance, pour les assembler en vn seul lieu, & là les cultiuer au plus prés de leur naturel. Il faut que l'on sçache que Paris n'est esloigné de Montpelier que de trois degrés, qu'il est situé soubs vn paralelle assés temperé & beaucoup plus que Leiden, qui pourtant en cultiue de tres-recommandables, & comme nous auons desja dit, il est plus aysé de donner vn chaud conuenable aux plantes pour les faire vegeter, que du froid. Que l'on cesse donc cette puerile objection, & que l'on sçache que les plantes du Languedoc, de Prouence, d'Italie, d'Espagne, d'Angleterre, d'Alemagne, d'Hongrie, de Polongne, & des autres lieux plus reculés du chaud, & du froid, y croissent tres bien, & tres belles. Aussi sans auilir ce Iardin de Montpelier, ie suis veritablement tres-asseuré que nous auons dés la premiere année de nostre culture, esleué plus de plantes de toutes les Prouinces, & de toutes les especes que iamais n'en contint en ses parterres, Montpelier, Leiden, Padouë, & tous les autres Iardins, comme l'on peut connoistre à la veuë, & par le catalogue que nous exposons. Mais il y a bien plus, c'est que comparant nostre Iardin à ces autres, ils ne paroissent que des Iardinets: Celuy de Montpelier, le plus grand de tous ceux qui l'ont deuácé, ne cótenoit pas en sa premiere structure plus de quatre arpens, & maintenant qu'il est acru du tiers, six, où le nostre en contient dix huict, d'abondant c'est que sa disposition n'est pas des plus auantageuses; car diuisé qu'il est en diuerses pieces toutes separe-

C

ment ceintes de muraille, il ressemble plustost à vn labirinte qu'à vn Iardin spacieux, aussi ne sçauroit on remarquer en toute sa disposition vne agreable estéduë, mesme la façon de ses quarreaux esleués de deux pieds & demy hors de terre, n'est ny belle, ny conuenable, ny encore cette maniere de planter les simples par l'ordre de leur alphabet, comme si toutes demandoient vne pareille culture, il y a plus d'ostentation en cette façon, que de raison & de bienseance: Comme encore d'auoir trouué vne longueur de terre d'enuiron vingt cinq toises, sur trois de large, & sur quelque six pieds de haut, & appeller cela la môtagne, cela est vn peu ridicule. Nostre Iardin tout autrement disposé contient veritablement vne montagne, & telle la peut-on nommer puis qu'elle s'esleue sur tout Paris, & qu'elle contient cinq arpens, qu'elle a plus de cinquante & quatre pieds de haut, & qu'elle a des valons assez profonds, voire elle est telle qu'elle paroist plus grande que toute l'estenduë du Iardin de Montpelier, aussi ceux qui ont veu l'vn & l'autre de ces Iardins sçauent bien leur difference, & ce patron que nous en donnons au iour, auec sa description & le catalogue de nos plantes, en decouuriront la verité.

Mais outre les auantages de grandeur, de construction, de disposition de solage, d'edifices, & de grand nombre d'especes de plantes, & de chacune des vsageres grande quantité, ce qui a adiousté Monsieur Bouuard premier Medecin de sa Majesté tres-Chrestienne, & Sur-Intendant de nostre Iardin, est bien de tout autre prix. Car en ayant donné les memoires de six cens quatorze, à feu Monsieur Heroard, viuant aussi premier Medecin de sa Majesté, & qu'à mon instance il eut obtenu le commandement de son establissement, en six cens vingt six j'en fis seeler & verifier l'Edict, mais nuement, c'est à dire pour la culture & demonstration des plantes simplement: Ce qu'ayant reconu ledit sieur Bouuard, & considerant que cette simple edification n'estoit pas capable de remettre la Medecine, tendante à son panchant, & qu'il y falloit d'autres pieces, il auisa d'y establir trois Docteurs pour y enseigner les vertus des plantes selon leurs diuers vsages & preparations, tant ordinaires que Chimiques, vne officine pour ce dessein, vn sous Demonstrateur des plantes, & autres officiers grandement vtils & necessaires à son tres-loüable dessein. De sorte que ce Iardin n'est pas seulemét estably comme vn vain ornement à la France, & à Paris, mais pour vne tres-necessaire & vtile Escole, de la matiere Medecinale. Ce sont des aduantages qui ne se trouuent pas ailleurs, ce sont des biens que l'on ne trouuera pas autre part, aussi ce sont les pieces apres sa grandeur, disposition & beauté, qui le doiuent faire estimer par toutes les Nations ciuiles & curieuses des belles & bonnes choses.

Ce Iardin Royal est situé au fauxbourg sainct Victor lez Paris, en la grand ruë que l'on nomme Coypeaux, qui court le Septentrion, & le Midy, par où il a son entrée à l'Occident, & de là prenant sa longueur droit à l'Orient, il a sa largeur du Midy au Septentrion, en la superficie de seize mil deux cents toises. Et bien que le total de son plan par la diuersité de ses parties ne soit pas regulier, si est-ce que chasque

C ij

piece prise à part se rencontre en la disposition conuenable à ce qu'elle forme. Ayant ainsi son entrée au couchant, & son logement sur la ruë, où il n'a pas de face, mais par le dedans & sur ses parterres : sa court aussi d'entrée est necessairement posée à son costé que l'on peut nommer basse court, y en ayant encore vne autre auant qu'entrer au logement qui s'oppose à la face du bastimét. Cette premiere court a bien en la superficie d'vn quarré longuet trois cens toises, & la seconde la pareille forme, cent quatre vingt. Dans cette premiere court l'on rencontre deux grandes portes cocheres, l'vne en face, l'autre a costé droit, toutes deux de pierre de taille d'agreable structure, ayant chacune en son fronton les armes du Roy : Par la premiere l'on entre au Iardin suiuant vne alée plantée de charmes & de tilleux, de cent soixante toises de long, sur cinq de large : Par l'autre l'on entre en la seconde court deuát la face du logis, separée du Iardin par cette court en face qui est distincte du Iardin par vne balustrade de fer, sans empescher la veuë, ny du bastiment aux parterres, ny des parterres au bastiment. Cette maison comme nous venons de representer bastie sur la ruë pour s'estre ainsi rencontrée n'a pas de face de cette part, mais sur le Iardin tres-belle & bien symetrisée, en l'estenduë de vingt toises de long, hors œuure, sur cinq de large, & sept de haut, comprenant deux saillies chacune de trois toises, formant comme deux pauillons flanqués, qui donnent vne bonne grace à cette façade. Au bas sont les offices voutées, cuisine, garde-manger, sommellerie, & sale de commun ; & d'auantage vn grand buscher

& autres lieux que nous auons fort commodement conuertis, & sans deformité en vn beau laboratoire charbonnier & officines à la coseruation des medicamens, au dessus sont les logemens. Pour y entrer l'on trouue vn portique, dont le fronton est porté par deux colomnes doriques, qui vous conduit dans vn escailler de pierre, vouté de brique & de pierre de taille, par lequel vous montés dans vne grande salle à main droite, de six toises de long, & quatre de large, au bout de laquelle est vne galerie de douze toises de long, & trois de large, peinte en toutes ses parois, de la vie de Moyse. De l'autre costé par vn vestibule & passage l'on entre dans vne chambre de quatre toises en quarré, accompagnée de sa garderobe, arriere garderobe & cabinet, au dessus sont de grands greniers destinés à faire des logemens, & galetas. De l'autre costé de ce bastiment opposé à la court de l'entrée sont deux autres basse-courts pour la mesnagerie, & logement des domestiques.

Ce logement ainsi representé a deuant sa face son Iardin & en premiere & plus prochaine veuë, vn parterre de cinquante toises de haut, & quarante de large, diuisé en quatre parties, au milieu desquelles est vne fontaine dont le bassin a cinq toises de diametre: Les deux premieres & plus prochaines du logis sont platées de toutes sortes d'arbrisseaux tousiours verds, & de plantes viuaces, tant à fleurs plaisantes qu'autres, & les deux autres de plusieurs sortes d'arbrisseaux se despoüillant de feuilles l'hyuer, & de toutes sortes de plantes viuaces, demi-viuaces & annuelles que l'on a peu recouurer. Les plantes sont tellement disposées

C iij

en leurs quarreaux, & les parterres de telle cimmetrie, qu'elles y sont ordonnées en leurs especes selon leurs genres, de sorte que quiconque connoist vne espece peut asseurément dire que le genre connu est là dedans. Ce parterre est enuironné d'vne haye plantée de toutes sortes d'arbres, & arbisseaux domestiques, & des estrangers qui se peuuent naturellement & sans art cultiuer en nostre climat, dont le nombre excede deux cens cinquante.

Sortant de ce parterre en continuant l'allée qui le trauerse, & tout le jardin aussi du Couchant au Leuant, vous rencontrez deux autres grands parterres, contenant chacun en superficie mille toises, ou sont cultiuées en grande quantité les plantes vsuelles, & plusieurs autres en assez bon nombre pour les experiences: Toutes les allees qui croisent les parterres & deux autres suiuant de pareille grandeur, ou sont cultiuées toutes les plantes potageres & semblables, sont plantées en iustes distances de toutes sortes d'arbres fruictiers, & bordees de Lauandes, d'Aspics, de Rosmarins, de Sauges, de Ruës, d'Auronnes masles & femelles, de Sauiniers & autres.

De ces parterres poursuiuant la mesme allée vous trouuez à main droite vn pré fait en sorte qu'il ressemble à vn grand plat, où il y a vn peu d'eau, car en ayant en son milieu vn peu de viue, foüillée exprés pour les plantes aquatiques, il retire en quelque maniere à cette figure, il contient pourtant mil quatre cens quatorze toises, où sont mises toutes les plantes qui cherissent vn pareil solage. Ce pré est voisin & contigu d'vn bois d'onze cens vingt-cinq toises de superficie en saillie sur le voisin, & neantmoins separé du commerce estranger par la muraille qui enuironne toute l'estenduë du iardin : dedans luy sont plantées & cultiuées les plantes ombrageuses & boccageres.

De l'autre costé de l'allee en parallele du pré & du bois est vn verger planté de toutes sortes d'arbres fruictiers, ayant en l'vn de ses angles vne gentille cerisée, & contient ce verger quatorze cens cinquante toises de superficie. De sorte que le verger, le pré, & le bois aboutissant à vne alée en terrasse, faisant la fin & la largeur du iardin par le pas du Leuant, qui a cent cinquante toises de long. Elle est telle que sans autre moyen, l'on voit toute la campagne voisine, iusques au bois de Vincennes, & Charenton, & la riuiere de Seine qui l'auoisine de deux cens pas, son mur estant baigné de la petite riuiere des Gobelins. A l'vne de ses extremitez qui regarde le Septentrion est basty vn pauillon de quatre toises dans œuures tres-commode & logeable, qui est aussi en face de la grande allée de l'entrée plantée de charmes & tilleux.

Au costé de cette grande allée de l'entrée à vn tiers de sa lõgueur est vn escailler ou peut aysémét monter vn cheual, qui vous porte sur la montagne, laquelle toute enuironnée de muraille est diuisée en deux crouppes. La premiere & plus haute sur laquelle est vn petit mõticule en ligne spirale de trois toises de haut, regardant par dessus Paris, & ayant pour objet toutes les campagnes des enuirons à plus de six ou sept lieuës loing, est plantée de vignes de plusieurs rares especes, & enuironnée de doubles allées, & petits valons plantées d'arbres fruictiers, & Ciprez, & toutes bordées de rosiers, dont l'aspect est tellement agreable que nous l'auons nommée Belle-veuë.

Au bas de cette grande montagne, & dedans son pourpris est entaillé vn parterre en demy-lune, de dix toises d'ouuerture sur cinq de profond, exposé au Midy, où sont plantés les Orrangez, Cytronniers, Mirthes, Acatia d'Egypte, Palmes, Cannes de sucre, & autres plantes qui veulent du chaud. Ce petit parterre se couure en hyuer d'vne charpente faicte exprez pour garantir les plantes mises en plaine terre des iniures des hyuers.

L'autre crouppe & plus petite est à l'aspect de la riuiere de Seine, & du Leuant, sur laquelle est vne terrasse de la longueur de cinquante cinq toises sur la largeur de quatre : D'vn costé qui regarde le Septétrion, elle est plantée d'arbres & d'arbrisseaux tousiours verds, comme Pins, Sapins, Ifs, Houx, Chesneuers, Lieges, Geneuriers, Philerea, Piracanta, & autres.

De l'autre qui reçoit le Midy sont toutes les plantes & arbrisseaux que nourrissent les païs chauds, comme Sabines baxiferes, Lantistiques, Therebintes, Citisus, Cistus ledon, Stecas, Labdanes, Lauandes, Rosmarins, Sauges, Thin, Timbra & autres, & parce qu'elle est tousiours verte, nous l'auons nommée Beau-seiour.

Voila en quoy consiste nostre Iardin Royal, que l'on peut ayséement contempler en la planche que nous en representons.

Cette beauté connuë que maintenant Venise se vante de son iardin de Padouë, Gennes du sien,
Florence

Florence, & Leiden des leurs, ils ont seulement l'auantage de nous auoir deuancez de temps & non de la beauté, grandeur, situation & disposition, ny de la quantité & diuersité des plantes, & la mesme difference qu'il y a entre nostre Monarque & leurs Princes, & Republiques, est entre nostre Iardin, & les leurs, & pour n'en pas faire la petite bouche i'ose assurer par ce qui m'est connu qu'il n'a pas qui l'esgale en toute l'Europe, soit en disposition, diuersité, & ordre des parties, & multitude diuerses de plátes, que nous exposós au present Cathalogue, sauf à y adiouster par le progrez du temps que nous en pourrons encore recourer & cultiuer de nouuelles.

Il nous reste à respondre à l'objection que l'on nous fera sur le nombre de nos plantes, nous estant ventés d'en cultiuer deux mil, & plus, car nous entendons que l'on nous dit qu'en ce grand nombre nous comprenons les plantes domestiques, communes, & potageres, & que l'on esperoit de nous des plantes rares en pareil nombre. A cela nous repartons que les domestiques sont autant plantes que les estrangeres; ont leurs vertus comme elles, & doiuent estre aussi curieusement connuës que les autres cultiuées; il seroit bien seant de connoistre les choses de loin, & ignorer celles de prés. Ce Iardin n'est pas seulement fait pour les plantes rares, mais pour toutes, & puis telles nous sont communes qui ne se cultiuent ailleurs qu'auec difficulté, le Iardin de Montpellier n'a iamais peu esleuer le Ruta Capraria; & l'Asarum, le Cepea & l'Vmbilic de Venus, y viennent auec difficulté: En basse Bretagne la Pariétaire est tres-rare, voire ne luy peut-on esleuer: Ainsi chaque païs n'a pas tout, & tout ce qui luy vient d'ailleurs luy est rare, mais quelque rare qu'il soit il ne le doit de sorte embrasser qu'il oublie ses domestiques, & n'en face vn bon recueil. Si encore on nous dit qu'il y en a certains genres dont nous multiplions les especes sans raison, je respond que si l'on les considere de prés qu'elles ont de notables differences, & puis si nous nous estendons sur quelqu'vnes qui sont en commerce par les curieux des plantes à fleurs, nous nous restreignons en beaucoup que nous pouuions estendre, & l'vn preste vsure à l'autre: Quoy qu'il en soit nous n'en nommons aucune deux fois.

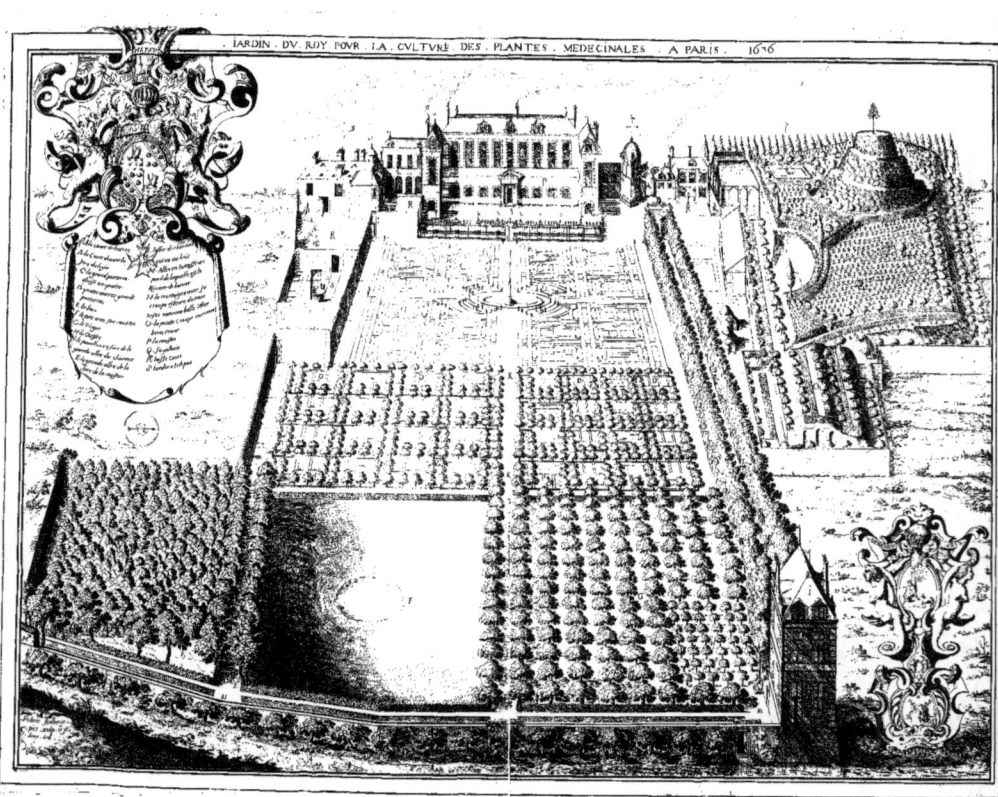

CATALOGVE
DES PLANTES
QVI SONT DE PRESENT
CVLTIVEES AV IARDIN DV ROY,
DE PARIS.

Depuis deux ans & demy qu'il est dressé, 1636.

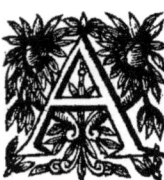Bies.
Abrotonum mas.
Abrotonum fœmina.
Abrotonum Austriacum semper virens.
Abrotanum Germanicum.
Abrotonum modorum.
Absinthium album.
Absinthium arborescens.
Absinthium folio spicæ.
Absinthium incipidum.
Absinthium seriphium.
Absinthium tenuifolium Romanum.

D ij

Absinthium vulgare.
Abutillum Auicennæ.
Acanthus satiuus.
Acanthus aculeatus.
Acanthus pratensis.
Acatia Ægyptia.
Acatia Indica.
Acatia Africana.
Acer latifolium majus.
Acer minus.
Acer trifolium Monspeliense.
Acetosa Africana.
Acetosa bulbosa.
Acetosa domestica.
Acetosa rotondi folia.
Acetosa major siluestris.
Acetosa minor siluestris.
Acetosa maxima alpina.
Acetosa minima seu leporis.
Acinus siue Ocimum siluestre.
Aconitum Americanum luteum majus.
Aconitum facie Napelli.
Aconitum flore delphinij.
Aconitum folio plantani.
Aconitum hyemale.
Aconitum ponticum luteum.
Aconitum racemosum fructu nigro.
Aconitum Americanum racemosum fructu albo.
Aconitum Americanum fructu rubro.
Aconitum licoctonum flore sub luteo.
Aconitum septimum Mathioli.

Acorus verus.
Acorus palustris.
Acorus nemoralis.
Adianthum majus album Americanum.
Adianthum album.
Adienthum nigrum.
Æthiopis.
Agnus castus flore albo.
Agnus castus flore ceruleo.
Alaternus major.
Alaternus minor.
Alaternus Angustifolia.
Alcea fructicosa pentaphillea.
Alcea peregrina.
Alcea vulgaris.
Alchimilla.
Allium satiuum.
Allium siluestre.
Allium vrsinum.
Alisma montanum.
Alnus aquatica.
Alnus montana.
Alnus nigra seu baccifera.
Aloe Americana.
Aloe Africana.
Alopecuros.
Alpines diuersarum specierum.
Althea.
Althea major, arborea.
Athlea major, Africana emplo flore purpureo.
Althea Cretica arborescens.

Althea olbiæ.
Altheâ frutex flore albo.
Althea frutex flore purpureo.
Althea vlmi folio.
Alyſſon Dioſcoridis.
Amaranthus major purpureus.
Amaranthus minor holoſericeus precox.
Amarathus minor holoſericeus ſerotinus corniculat'
Amaranthus tricolor.
Amaranthus ſilueſtris.
Ambroſia hortenſis.
Ambroſia ſilueſtris.
Amblatum.
Ammi creticum.
Ammi ſyriacum.
Ammi ſilueſtre.
Ampelopraſſon ſeu porum ſilueſtre.
Amigdala excorticata precox.
Amigdala dulcis.
Amigdala amara.
Anagallis exautica amplo flore ceruleo.
Anagallis mas.
Anagalis fœmina.
Anagiris fœtida ſeu padus.
Anagiris non fœtida.
Androſaces.
Androſaces altera Mathioli.
Androſemum.
Anemone latifolia multiplex flore albicante.
Anemone lati. multiplex flore atropuraſcente.
Anemone latif, maxima Calcedonica.

Anemone latif, multiplex flore coccineo.
Anemone latif, multiplex flore violaceo.
Anemone latif, multiplex flore.
Anemone latif, multiplex.
Anemone latif, duplici serie foliorum flore albicante.
Anemone latif, duplici serie foliorum, flore violaceo vmbilico albo.
Anemone latif, duplici serie foliorum flore.
Anemone latifol. duplici serie foliorum diuersorum colorum.
Anemone latifol. flore simplici diuersorum colorum cum vmbilicis & sine vmbilicis.
Anemone latif, maj. lusitanica Clusij. duplici serie foliorum flore albo.
Anemone latifol. maj. lusitanica flore duplici serie foliorum flore luteo.
Anemone latifolia lusitanica Clusij duplici serie foliorum flore luteo.
Anemone latif tertia Mathioli.
Anemone trifolia Dodonei.
Anemone siluestris.
Anemone Geranij folio flore albo.
Anemone Geranij folio flore ceruleo.
Anemone Geranij folio flore luteo.
Anemone tenuifolia flore pleno albo.
Anemone tenuifolia major flore pleno albo.
Anemone tenuifolia minor flore pleno albo.
Anemone tenuifolia flore pleno albicante.
Anemone tenuifolia flore pleno carneo viuacissimo.
Anemone tenuifolia flore pleno carneo viuacissimo variægato.

Anemone tenuifolia flore pleno coccineo.
Anemone tenuifolia flore pleno purpureo.
Anemone tenuifolia flore pleno persico.
Anemone tenuifolia flore pleno rubro.
Anemone tenuifolia flore pleno rubro dilutiori.
Anemone tenuifolia flore pleno viridi.
Anemone tenuifolia flore pleno viridi rubente.
Anemone tenuifolia flore pleno obsoleto.
Anemone renuifolia flore pleno rubro, fusca coma amarenthiana.
Anemone tenuifolia flore pleno atrorubro.
Anemone tenuifolia flore pleno.
Anemone tenuifolia flore simplici holosericeo.
Anemone tenuifolia flore simplici coccineo amplo.
Anemone tenuifolia flore rubro subalbidis oris.
Anemone tenuifolia flore rubro variegato.
Anemone tenuifolia flore simplici purpuro violaceo amplo.
Anemone tenuifolia flore simplici diuersorũ color.
Anethum.
Angelica aquatica.
Angelica aquatica repens seu podagria, aut Archangelica.
Angelica vera.
Angelica lucida.
Angelica major Americana latifolia baccifera.
Angelica Americana.
Anisum.
Anthillis leguminosa flore luteo.
Anthillis leguminosa Lusitanica flore purpureo.
Antirrhinum flore albo.

Antirrhinum flore purpureo.
Antirrhinum flore rubeo.
Antirrhinum flore subluteo.
Antirrhinum siluestre.
Aparine.
Aphaca.
Aphaca siluestris seu arachus.
Apios Americana folijs phaseoli floribus obsoletis.
Apios Fuhcsij.
Apios alpina.
Apios vera.
Apium aquaticum.
Apium hortense.
Apium risus.
Apium satiuum Italorum seu Celerum.
Apocinum Americanum folio Asclepiadis flore rubro vmbellato.
Apocinum rectum.
Apocinum syriacum.
Apocinum Americanum foleo iuglandis.
Apocinum repens seu periploca major.
Apocinum rectum folijs esulæ raræ venetorum.
Agrifolium Anglicum Crispum.
Agrifolium vulgare.
Aquilegia flore simplici emplo.
Aquilegia flore pleno.
Aquilegia diuersorum colorum.
Aquilegia Americana flore simplici rubro variegato.
Aquilegia rosea flore multiplici diuersorũ colorum.
Arantia malus variæ species.

E

Arantia malus Chinæ.
Arbor Iudæ.
Arbor vitæ seu Thuya.
Arbutus.
Argemone vulgaris flore rubro.
Argemone montana per annis amplo flore luteo.
Aria Theophrasti.
Arisarum angustifolium Bisantinum.
Arisarum angustifolium vulgare.
Arisarum latifolium cardusence maculatum.
Arisarum Lusitanicum latifolium majus.
Arisarum Lusitanicum minus repens.
Arisarum latifolium vulgare masculatum nigro.
Arisarum absque mandis.
Aristolochia clematis, seu saracenica.
Aristolochia Lusitanica.
Aristolochia longa vera.
Aristolochia minor polyrisos.
Aristalochia rotunda.
Aristolochia semper virens seu Pistolachia Cret. Alusij.
Armeria flore simplici albo.
Armeria flore simplici holoserico.
Armeria alba multiplex.
Armeria prolifera flore multiplici flore purpureo.
Arum Ægyptium.
Arum Indicum.
Artemisia latifolia.
Artemisia tenuifolia.
Artemisia marina.
Asadatach. est Auicennæ.

Asarum Americanum majus.
Asarum vulgare.
Asarine.
Ascalonitides.
Asclepias flore albo.
Asclepias flore nigro.
Asparagus marinus.
Asparagus communis.
Asperula flore albo.
Asperula flore ceruleo.
Asphodellus albus major.
Asphodellus albus minor.
Asphodellus bulbosus Galeni.
Asphodellus luteus semper virens.
Aster Aticus.
Aster Americanus major latifolius.
Aster Amerianus major luteus.
Aster Italorum.
Aster luteus.
Aster luteus odoratus proliferus.
Aster Pyreneus flore ceruleo.
Aster serotinus Tradescanti.
Aster silvestri minor.
Aster Americanus augustifol. flore subalbicante.
Astragalus beticus.
Astragalus beticus ramosus flore rubro.
Astragalus minor flore purpureo.
Attractilis hirsutior.
Attractilis mitis.
Atriplex alba major hortensis.
Atriplex nigra major hortens.

E ij

Atriplex fragifera.
Atriplex marina arborescens.
Atriplex rubra latifolia.
Atriplex nigra latifolia seu pes Amerinus.
Atriplex nigra aquatica major.
Atriplex nigra aquatica minor.
Atriplex foetida seu vuluaria.
Auena seu Bromos.
Auricula vrsi flore albo.
Auricula vrsi flore purpureo variegato.
Auricula vrsi flore & folio boraginis Miconi.
Auriculæ vrsi diuersorum colorum.

B

Balsamina cucumerina maj.
Balsamina persici folia foemina.
Balaustium.
Balsamum alpinum, seu Cneorum Mathioli.
Bamia.
Barbarea.
Barba capræ Fuchisij.
Baucia.
Behen album.
Behen rubrum.
Bellis maior vmbellata Americana.
Bellis maior vulgaris.
Bellis major lutea.
Bellis lutea spinosa arborescens cretica.
Bellis minor prolifera.
Bellis flore pleno.

Bellis flore pleno variegato.
Bellis filuestris seu consolida minima.
Bellis montana flore globoso ceruleo.
Bellidis sommæ diuersitas.
Beta rubra.
Beta nigra.
Beta alba maior platicolas.
Beta alba minor.
Betæ diuersæ species.
Berberis.
Berula.
Betonica.
Betonica aquatica.
Betonica major Daniæ.
Betonica flore albo.
Betula.
Biphyllum seu Ophris.
Bistorta major.
Bistorta minor.
Blataria maior mauritanica floreo luteo.
Blataria major exautica flore obsoleto.
Blataria latifolia flore purpureo.
Blatania vulgaris flore albo.
Blataria vulgaris flore carneo.
Blataria vulgaris flore luteo.
Biscutella species thlaspi.
Bliti diuersæ species.
Bolbonac.
Bolbonac radice perpetua.
Bonus-henricus albus.
Bonus-henricus rubens.

E iij

Borrago minima semper virens.
Borrago semper virens.
Borrago vulgaris.
Bombax.
Botrys arborescens seu chamæleagnus.
Botrys herba.
Botrys Mexicana.
Brassica botrytis cretica.
Brassica monospermos.
Brassica crispa.
Brassica capitata maj. alba.
Brassica capitata min. alba.
Brassica capitata poli cephalos.
Brassica diuersarum specierum.
Britanica.
Bryonia.
Bugula flore albo.
Bugula flore violaceo.
Buglossum satinum.
Buglossum siluestre.
Bulbocastanum.
Bulbus vnifolius.
Bulbus Eriophorus.
Bulbus vomitorius.
Buphtalmum seu Eleborus ferulaceus.
Buplurum.
Butomos seu sparganium.
Bursa pastoris maior.
Bursa pastoris minor.
Bruscus.
Buxus maior.

Buxus minor.
Buxus auratus.

C

Cachrys vera.
Cakille Serapionis seu eruca marina.
Calamintha aquatica.
Calamintha montana prestantior.
Calamintha montana vulgaris.
Calceolus Mariæ Americanus major flore albo variegato.
Calceolus Mariæ Americanus minor flore luteo.
Calceolus Mariæ montanus vulgaris.
Calthapalustris flore pleno.
Caltha palustris flore simplici.
Calandula prolifera multiplex.
Calandula flore pleno.
Calandula minor siluestris.
Campanula aruorum.
Campanula Fuchsij flore duplici ceruleo.
Campanula cerulea vrtice folio.
Campanula persicæ folio cerulea.
Campanula percicæ folio alba.
Campanula lactescens maior seu piramidalis lutetiana.
Campanula Heluetia seu piramidalis montana flore viridi albicante, non descripta.
Campanula minor Germanica rotundifolia flore albo.
Campanulæ variæ.

Canna indica striata.
Canna indica flore luteo variegato.
Canna indica flore rubro.
Canna maior.
Canna succharifera.
Cannabis mai.
Cannabis foeminina.
Cannabis aquatica.
Cantabrica.
Capparis vera.
Capparis leguminosa.
Caprifolium Germanicum flore rubello serotinum.
Caprifolium Italicum perfoliatum precox.
Caprifolium vulgare.
Caprifolium arbor.
Capsicum indicum longum maius.
Capsicum indicum longum minus.
Capsicum rotundum.
Capsici variæ species.
Cardamine Americana tuberosa augusti folia flore albo.
Cardamine flore pleno.
Cardamine vulgaris.
Cardus benedictus.
Cardus bubosus.
Cardus eriocephalus.
Cardus leucographus.
Cardus spherocephalus maior latifolius perennis.
Cardus spherocephalus Hispanicus annuus.
Cardus tomentosus.
Cardus Rytro.

Cardui variæ species.
Carlina maior seu Cameleon albus.
Carlina minor seu Cameleon niger.
Carobia.
Carpinus.
Cariophillorum Hortensium flore pleno variæ in colore differentiæ.
Cariophillorum hortensium flore simplici variæ in colore differentiæ.
Cassia poetica.
Castanea equina.
Castanea vulgaris.
Cauda equina variæ species.
Caucalis.
Cauda muris.
Centaurium maius.
Centaurium maius Pyreneum seu Raponticum foliis cinare.
Centaurium maius luteum.
Centaurium minus luteum.
Centaurium minus purpureum.
Cepæa Lobelli.
Cerasa flore pleno.
Cerasorum diuersæ species.
Cerinthe maior.
Cerinthe minor.
Ceterach.
Chamæcerasus alpina latifolia.
Chamæcerasus alpina angustifolia.
Chamædris flore rubro.
Chamædris flore albo.

Chamædris durior alpina.
Chamædris annua spinosa.
Chamælea alpina.
Chamælea Italica biflora.
Chamęlea tricocos.
Chamæleagnus Dodonei.
Chamæmelum flore pleno.
Chamæmelum vulgare.
Chamępytis Austriaca.
Chamępytis vulgaris.
Chamęnerium folis rorismarini minus siue Delphi-
   nium.
Chamænerium Gesneri.
Chamęirides angustifolię diuersorum colorum.
Chelidonium Americanum flore albo.
Chelidonium maius foliis laciniatis.
Chelidonium maius vulgare.
Chondrilla Italica flore carneo pleno.
Chondrilla cerulea aruorum.
Chondrilla rara flore purpureo semine lucido.
Chondrillę luteę varietas.
Chrysentemum maius Americarum cum volateria
   caule, seu vosacam.
Chrysentemum minus allatum.
Chrysentemum arborescens.
Chrysentemum Americanum tenuifolium.
Chrysentemum peruuianum seu flos solis.
Chrysentemum peruuianum proliferum.
Chrysentemum Americanum tuberosum.
Chritmon.
Cicer arietinum.

Cicer siluestre perenne.
Cicer lusitanicum.
Cicer siluestre verius.
Cichorium satiuum variæ species.
Cichorium siluestre.
Cichorium scoparium.
Cichorium Creticum spinosum.
Cicuta maior seu Cicuta nigra
Cicuta nigra minor.
Cicuta minor seu Cicuta alba.
Cicuturia.
Circęa lutetiana.
Circium maius.
Circium maius tuberosum.
Circium minus.
Cistus mas.
Cistus fœmina.
Cistus ledon primus Clusij.
Cistus ledon secundus Clusij.
Cistus populnea fronde.
Cistus annuus.
Cistus folio timi.
Cistus folio sampsuci.
Cistus folio halimi.
Cistus ledon angustifol. monspeliense.
Clareta Riuellij seu lactuca leporina.
Clematis seu peruinca maior flore albo.
Clematis seu peruinca maior flore violaceo.
Clematis seu peruinca minor flore albo.
Clematis seu peruinca minor flore purpureo pleno.
Clematis seu peruinca minor flore violaceo.

Clematis betica.
Clematis Panonica.
Clematis peregrina flore atro violaceo, multiplici
Clematis luzitanica flore albicante.
Clematis peregrina flore purpureo.
Clematis peregrina flore violaceo.
Clematis surecta.
Clematis virginiana seu Iasminum Americanum flore phœniceo.
Clymenum semper virens.
Cnicus flore Cœruleo.
Cnicus vulgaris seu Cartamus.
Coclearia maior.
Coclearia minor.
Colchicum atropurpureum lutetianum.
Colchicum Cræticum bifolium flore albo.
Colchicum bisantinum.
Colchicum Ephemerum.
Colchicum Hispanicum minus.
Colchicum Lusitanicum maius flore purpureo.
Colchicum pannonicum flore albo.
Colchicum purpureum flore multiplici amplo.
Colchicum pannonicum flore variægato.
Colchicum variægatum flore multiplici.
Colchicum variægatum ex insula chio elegans.
Colchicum variægatum vulgare.
Colus Iouis.
Colutea scorpioides.
Colutea Indica.
Colutea vesicaria.
Consolida aurea nemorum.

Consolida maior flore albo.
Consolida maior flore purpureo.
Consolida Saracenica.
Consolida flore pleno varię in colore differentiæ
  seu pes Alaudæ.
Consolida siluestris flore pleno variæ in colore dif-
  ferentię.
Consolida hortensis flore simplici variæ in colore
  differentiæ.
Consolida siluestris aruorum flore violaceo simplici.
Conuoluulus Cæruleus seu flos noctis hederæ folio.
Conuoluulus folio maluę flore purpureo.
Conuoluulus folio spicæ purpureus.
Conuoluulus Indicus flore Cyanæo.
Conuoluulus lusitanicus flore cyanæo.
Conuoluulus purpureus maior.
Conuoluulus vulgaris maior.
Conuoluulus minor.
Conisa major odorata seu baccaris.
Conisa maior vulgaris.
Conisa media.
Conisa minor odorata prolifera.
Conisa minor vulgaris.
Corallus arbor.
Cor Indicum.
Corcoros Plinij species Manthę.
Coriendrum.
Coris Dalechampij.
Coris Monspeliensium species champitios.
Cornus mas.
Cornus fœmina.

F iij

Corona Imperialis maior polyanthos.
Corona Imperialis maior flore atropheniceo.
Corona Imperialis minor flore palido.
Coronopus repens.
Coronopus vulgaris.
Corthusa Mathioli.
Corthusa Americana repens flore albo botritis.
Corilus maior.
Corilus minor.
Cotinus Plinij.
Cotonea malus mas.
Cotonea malus foemina.
Cotonaster.
Cotula foetida.
Cotula non foetida.
Craca.
Crataeogonum.
Crithmum chrisentemum.
Crithmum marinum.
Crithmum spinosum.
Crocus autumnalis byfantinus flore albicante.
Crocus autumnalis byfantinus flore cinericeo.
Crocus autumnalis byfantinus flore violaceo.
Crocus autumnalis montanus amplo flore caeruleo.
Crocus autumnalis Pireneus amplo flore violaceo.
Crocus autumnalis satiuus.
Crocus vernus flore albo basi violacea.
Crocus vernus flore albo amplo Hispanicus.
Crocus vernus flore albo polyanthos Mesiacus.
Crocus vernus flore aureo polyanthos Mesiacus.
Crocus vernus flore aureo rutilante reticu ato cortice.

Crocus vernus flore cinericeo Hispanicus maior.
Crocus vernus flore cinericeo striatus.
Crocus vernus flore vario Elegantissimo.
Crocus vernus tenuifolius flore violaceo primus lusitanicus.
Crocus vernus tenuifolius flore violaceo & purpureo secundus lusitanicus.
Crocus vernus macroleptophilos flore purpureo amplo lusitanicus.
Crocus vernus flore violaceo striatus maior.
Crocus vernus flore violaceo striatus minor.
Crocus vernus flore violaceo polyanthos seu nositica parua.
Cruciata.
Cucumer satiuus variæ species.
Cucumer siluestris.
Cuculata.
Cuminum siluestre.
Cuminum satiuum.
Cupressus mas.
Cupressus fœmina.
Cuscuta maior.
Cuscuta minor.
Cyaneus maior.
Cyaneus fœtens.
Cyaneus vulgaris.
Cyaneus hortensis flore purpureo.
Cyani varietas.
Cyanus Orientalis odoratissimus multiplex flore purpureo.
Cyanus Orientalis odoratissimus flore cinericeo am-

plo simplici.
Cyanus Orientalis odoratissimus flore albo amplo simplex.
Cyclamen Antiochenum amplo flore albo duplici vernale.
Cyclamen Antiochenum amplo flore purpureo duplici vernale.
Cyclamen Antiochenum amplo flore simplici purpureo.
Cyclamen bysentinum flore amarentino simplici basi alba.
Cyclamen bysentinum flore atro purpureo simplici autumnale.
Cyclamen Orientale angustifolium flore albo.
Cyclamen autumnale ex insula Elba flore albo angustifolium.
Cyclamen autumnale folio hederæ flore albo Orientale.
Cyclamen autumnale folio hederæ flore purpureo.
Cyclamen odoratum Autumnale folio hederæ ex insula Corfu flore purpureo.
Cyclamen Orientale folia hederæ flore purpureo amplo.
Cyclamen Pictauinum hederæ folio flore purpureo.
Cyclamen rubrum Burgundiæ folio orbiculato.
Cyclamen vernale album Monspeliense.
Cyclamen vernale rubrum odoratum Romanorum.
Cyclamen Veronense odoratum flore rubro orbiculato.
Cymbalaria.
Cynaræ maxim. variæ species.

Cynocrambe.

Cynocrambe.
Cynoglossum Creticum.
Cynoglossum vulgare.
Cynoglossum minus angustifolium annuum.
Cynosorchidis variæ species.
Cyperus longus.
Cyperus verus.
Cyperus rotundus inodorus.
Cytisus Hispanicus Clusij.
Cytisus seu laburnum Theophrasti & hebenus.
Cytisus scorpioides.
Cytisus Italicus.
Cytisus Maranthæ semper virens.
Cytisus vulgaris.
Cytisus falsus Clusij.

D

Damasonium.
Datura Turcarum flore albo.
Datura Turcarum minor flore amplo seu nux metel.
Datura Turcarum flore violaceo duplici calice odoratum.
Datura flore violaceo albicante virginianum.
Daucus Creticus.
Daucus alpinus.
Daucus latifolius.
Daucus selinoides alpinus major.
Daucus siluestris major.
Daucus siluestris minor.
Dentaria heptaphilos flore albo.

G

Dentaria heptaphilos flore purpurascente.
Dentaria heptaphilos coraloides seu bulbifera.
Digitalis angustifolia flore albo.
Digitalis angustifolia flore ferrugineo.
Digitalis angustifolia flore subluteo.
Digitalis angustifolia flore variegato arborescens.
Digitalis latifolia flore albo.
Digitalis latifolia flore rubello.
Digitalis latifolia flore purpureo.
Digitalis latifolia flore variegato.
Dipcadi Calcedonicum flore albicante.
Dipcadi Calcedonicum flore cinericeo.
Dipcadi Calcedonicum flore luteo.
Dipcadi Chalcedonicum flore purpurascente.
Dipcadi Calcedonicum flore violaceo.
Doria Americana minor serotina.
Doria Narbonensis major.
Draba flore albo.
Draba flore purpureo.
Draco arbor.
Draco herba.
Doricnium.

E

Ebenus Cretica.
Ebulus.
Echium aquaticum.
Echium majus.
Echium minus.
Echium minus angustifolium Italicum.
Echium supinum.

Elaphoboscum.
Elatine major.
Elatine minor.
Elatine leguminosa.
Elatine Ocimi folio.
Elleborine flore candido.
Elleborine flore purpurascente.
Elleborine flore albicante.
Elleborus niger Mathioli amplo flore viridi.
Elleborus niger montanus maximus flore viridi.
Elleborus niger secundus Mathioli flore viridi.
Elleborus niger verus Dioscoridis.
Elleborus niger verus Theophrasti flore albo folijs obtusis.
Elleborus niger verus flore rubello folijs obtusis.
Elleborus niger verus Theophrasti primus Mathioli.
Elleborus albus floribus atrorubentibus precox.
Elleborus albus major vulgaris.
Endiuia hortensis.
Endiuia aspera.
Endiuia siluestris.
Ephemerum Mathioli.
Epimedium.
Eranthemum.
Ericæ variæ species.
Erigerum majus hispanicum.
Erigerum vulgare.
Eruca Indica major.
Eruca humistralis lusitanica.
Eruca peregrina.
Eruca syluestris.

G ij

Eruca vera.
Eruum.
Eringium marinum.
Eringium montanum.
Eringium planum.
Eringium vulgare.
Erisimum.
Esula major seu Cataputia.
Esula minor.
Esula maior Germanica.
Esula minor Germanica.
Esula minima.
Esula rara venetor.
Euoninus.
Eupatorium Auicennæ.
Eupatorium Grecor.
Eupatorium Indicum maius.
Eupatorium Mesues seu Agerutum flore albo.
Eupatorium Mesues seu Ageratum flore luteo.
Eupatorium Narbonense.
Euphrasia maior.
Euphrasia minor.

F

Faba siluestris Græcorum.
Fabarum variæ species.
Fagopyrum.
Fagus.
Ferulago.
Ferula galbanifera.
Ferula lucida hyspanica.

Ferula nigra.
Ferrum equinum.
Ficus fructu albo.
Ficus fructu nigro.
Ficus Indica seu opontia major.
Ficus Americana seu opontia minor.
Flammula major.
Flammula iouis subrecta.
Flos Americanus major aureus multiplex.
Flos Americanus major luteus corniculatus multiplex.
Flos Africanus seu Othoma major luteus multiplex.
Flos Africanus minor multiplex.
Flos Africanus minor simplex.
Flos Constantinopolitanus flore albo simplici.
Flos Constantinopolitanus flore carneo simplici.
Flos Constantinopolitanus flore moniato simplici.
Flos Constantinopolitanus flore miniato multiplici.
Flos passionis seu citrullus perannis.
Fœnugrecum.
Fragaria Americana fructu rubro hirsuto.
Fragaria Americana magno fructu rubro.
Fragaria pannonica.
Fragaria fructu albo vulgaris.
Fragari fructu rubro vulgaris.
Fragariæ diuersæ species.
Fraxinella major flore purpureo.
Fraxinella minor flore carneo.
Fritillaria angustifolia communis flore albo.
Fritillaria angustifolia communis flore atropurpureo
Fritillaria angustifolia communis flore purpureo.

Fritillaria angustifolia communis flore rubello.
Fritillaria angustifolia exautica flore viridi albicante multiplex.
Fritillaria latifolia hispanica vmbellata polyanthos flore luteo purpurascente.
Fritillaria latifolia hispanica flore atro purpurascente polyanthos.
Fritillaria Italica latifolia flore atropurpureo amplo.
Fritillaria Italica latifolia flore luteo punctato.
Fritillaria Italica latifolia flore luteo purpurascente.
Fritillaria Italica angustifolia serotina flore viridi.
Fritillaria lusitanica angustifolia flore flauescente latifolia.
Fritillaria lusitanica angustifolia.
Fritillaria Pyrenea flore luteo.
Fritillaria Pyrenea flore viridi nigricante.
Fungus ligneus.
Fungi variæ species.

G

Galega.
Galega Alpina.
Galeopsis maxima pannonica.
Galeopsis verior.
Galium album.
Galium luteum.
Gelseminum album vulgare.
Gelseminum Americanum majus amplo flore fœniceo.
— Gelseminum Cathalonicum.

Gelseminum Italicum luteum.
Gelseminum Indicum semper virens arborescens flore luteo.
Gelseminum Persicum flore violaceo.
Genista Hispanica.
Genista Hispanica monospermos flore albo.
Genista vulgaris.
Genista spinosa.
Genista infectoria.
Genista pinnata humilis.
Gentiana major flore luteo.
Gentiana maior flore purpureo heluetia.
Gentiana folio asclepiadis.
Gentianella verna amplo flore Cyaneo.
Gentianella autumnalis seu viola calathiana.
Geranium batracoides majus longius radicatum.
Geranium batracoides majus sine gratia Dei flore albo.
Geranium batracoides majus seu gratia Dei flore purpureo.
Geranium batracoides majus seu gratia Dei flore albo variegato.
Geranium batracoides minus seu hematodes.
Geranium Americanum flore purpureo.
Geranium creticum hematodes.
Geranium cræticum variægatum.
Geranium fuscum.
Geranium maximum.
Geranium moscatum.
Geranium Indicum tuberosum flore variægato noctu olens.

Geranium odoratum.
Geranium rotundifolium.
Geranium supinum Moscouiticum Tradescanti.
Geranium saxatile.
Geranium tuberosum.
Geranium tuberosum minus latifolium Africanum.
Gingidium.
Gladiolus Africanus major tuberosa radice.
Gladiolus albus binis florum ordinibus.
Gladiolus bisantinus major floribus atrorubentibus.
Gladiolus major purpureus.
Gladiolus flore carneo.
Gladiolus purpureus Narbonancis major.
Gladiolus purpureus Narbonancis.
Gladiolus Indicus major autumnalis flore pheniceo ramosus reticulato corticæ.
Gladiolus Hispanicus minor reticulato cortice flore purpureo.
Glastum satiuum.
Glastum siluestre.
Glaux Dioscoridis.
Glaux exigua lusitanica aspera.
Glaux major lusitanica.
Glaux vulgaris.
Glycyrrhisa Echinata.
Glycyrrhisa siliquosa.
Glycyrrhisa vulgaris.
Gnaphalium Alexandrinum seu stoecas citrina Orientalis.
Gnaphalium Americanum.
Gnaphalium maximum.

Gnaphalium

Gnaphaliū montanum seu pes cāti flore purpureo.
Gnaphalium montanum seu pes cati flore albo.
Gnaphalium vulgare.
Glaucium.
Gramen alopecurum.
Gramen calamistratum.
Gramen cyperoides.
Gramen glomeratum.
Gramen mortanum.
Gramen nodosum.
Gramen parnassi.
Gramen striatum.
Gramen tremulum.
Gramen filiceum.
Gramen hordeaceum.
Gramen auenaceum.
Gramine variæ species.
Gratiola major.
Gratiola minor seu Anthilis aquatica.
Guaiacum patauinum.

H

Halicacabum Indicum.
Halicacabum vulgare.
Halimus maj. arborescens.
Halimus minor repens.
Harmala Syriaca.
Hedera vulgaris maior latifolia.
Hedera vulgaris minor angustifolia.
Hedera Americana maior pentaphilea.
Hedera.

H

Hedera terrestris.
Hedisarum clypeatum.
Hedisarum minus.
Helianthos.
Heliotropium tricocum.
Heliotropium vulgare, seu scorpioides & verrucaria.
Heliotropium supinum.
Hemerocalis Chalcedonica flore coccineo.
Hemerocalis Chalcedonica flore coccineo vmbellato polyanthos.
Hemerocalis Chalcedonica latifolia flore sanguineo.
Hemerocalis Chalcedonica flore amplo coccineo folijs reflexis angustifolia.
Hemerocalis montana flore luteo punctato.
Hemerocalis montana flore luteo absque punctis.
Hemerocalis montana flore luteo viridi.
Hepatica trifolia precox flore simplici.
Hepatica trifolia precox flore cinericeo.
Hepatica trifolia precox flore rubello.
Hepatica trifolia precox flore purpureo.
Hepatica trifolia precox flore violaceo.
Hepatica trifolia precox flore violaceo dilutiori.
Hepatica trifolia precox flore violaceo multiplici.
Hepatica trifolia precox flore cæruleo multiplici.
Hepatica trifolia serotina flore alb. simplici.
Hepatica trifolia serotina flore violaceo simplici.
Hepatica trifolia serotina flore purpurascente simplici.
Hepatica trifolia serotina flore albo cum staminibus purpureis simplex.
Hepatica trifolia serotina flore cæruleo simplici.

Hepatica trifolia Americana.
Herba Paris.
Herba venti Rondeletij.
Hypoglossum.
Hipposelinum.
Holostium.
Horminum Beticum.
Horminum hortense.
Horminum peregrinum.
Horminum syluestre flore albo.
Horminum syluestre flore cæruleo.
Hyacinthus Anglicus flore albo, aut flore purpureo.
Hyacinthus Anglicus flore cæruleo.
Hyacinthus Anglicus flore cæruleo dilutiori.
Hyacinthus Anglicus flore purpurascente.
Hyacinthus Anglicus flore suaue rubente.
Hyacinthus Autumnalis maior Indicus Tuberosa radice odoratissimus flore vero candido.
Hyacinthus Aumnalis minor Indicus stellatus flore albo.
Hyacinthus Botrioides flore albo.
Hyacinthus Botrioides flore cæruleo.
Hyacinthus Botrioides flore Rubello.
Hyacinthus Botrioides flore violaceo vulgaris.
Hyacinthus Comosus candidus.
Hyacinthus Comosus Calamistratus purpureus.
Hyacinthus Comosus Calamistratus violaceus.
Hyacinthus Comosus vulgaris.
Hyacinthus Comosus Bysantinus albidus.
Hyacinthus Comosus Bysantinus violaceus.
Hyacinthus facie Orientalis flore albo.

Hyacinthus facie Orientalis flore violaceo.
Hyacinthus Hispanicus æstiuus clusij.
Hyacinthus Orientalis flore albo Brumalis.
Hyacinthus Oriétalis flore albo polyanthos præcox.
Hyacinthus Orientalis flore candido.
Hyacinthus Orientalis flore cæruleo calice breui polyanthos.
Hyacinthus Orientalis flore cæruleo multiplici polyanthos.
Hyacinthus Orientalis flore cinericeo precox.
Hyacinthus Orientalis flore Cyaneo precox.
Hyacinthus Orientalis flore duplici viridi purpurascente,
Hyacinthus Orientalis flore duplici violaceo.
Hyacinthus Orientalis foliatus polyanthos violaceo colore.
Hyacinthus Orientalis foliatus minor violaceo colore.
Hyacinthus Orientalis flore suaue rubente.
Hyacinthus Orientalis flore violaceo odoratissimo.
Hyacinthus Orientalis flore violaceo polyanthos.
Hyacinthus Orientalis flore violaceo dilutiori polyantos.
Hyacinthus Orientalis cui caulis instar serpentariæ seu Zunbul indicum, maius flore simplici violaceo.
Hyacinthus Orientalis cui caulis instar serpentariæ seu Zunbul Indicum, maius flore violaceo multiplici.
Hyacinthus Orientalis cui caulis instar serpentariæ seu Zunbul Indicum, minus flore cæruleo.

Hyacinthus stellaris Byfantinus major.
Hyacinthus stellaris Byfantinus minor.
Hyacinthus stellaris Byfantinus flore boraginis.
Haycinthus stellaris Germanicus flore albo.
Hyacinthus stellaris Germanicus flore cinericeo.
Hyacinthus stellaris Germanicus flore violaceo.
Hyacinthus stellaris cinericeus major.
Hyacinthus stellaris cinericeus minor.
Hyacinthus stellaris liliaceus flore albo.
Hyacinthus stellaris liliaceus flore ceruleo.
Hyacinthus stellaris liliaceus flore rubello.
Hyacinthus stellaris serotinus polyanthos.
Hyacinthus stellaris montanus.
Hyacinthus stellaris Peruuianus flore albo.
Hyacinthus stellaris Peruuianus flore albicante.
Hyacinthus stellaris Peruuianus flore cinericeo.
Hyacinthus stellaris Peruuianus flore carneo.
Hyacinthus stellaris Peruuianus flore cæruleo.
Hyacinthus stellaris Peruuianus flore violaceo.
Hyacinthus stellaris Peruuianus minor flore violaceo.
Hyacinthus Promontorij bonæ spei stellatus flore albo maior.
Hyacinthus Promontorij bonæ spei stellatus flore violaceo diluttori minor.
Hyosciamus albus.
Hyosciamus luteus.
Hyosciamus aureus cretensis.
Hyosciamus niger.
Hypericum arborescens.
Hypericum hyrcinum.

H iij

Hypericum tomentosum.
Hypericum Hispanicum serratis foliis.
Hypericum vulgare.
Hypericum repens com.
Hyppecoum Clusij.
Hyssopum latifolium vulgare flore violaceo.
Hyssopum latifolium flore albo.
Hyssopum angustifolium flore spicato Clusij.
Hyssopus variegatus Parisiensis hortus Regij.

I

Iacea alba multiplex.
Iacea lutea Narbonensis.
Iacea major.
Iacea nigra flore albo.
Iacea nigra flore purpureo.
Iacea pinea Narbonensis.
Iacea rubra multiplex.
Iacea rubra simplex.
Iacobea marina vulgo cineraria.
Iacobea montana.
Iacobea vulgaris.
Iberis Dioscoridis.
Ilex coccifera, seu, Kermes.
Imperatoria.
Iris Tuberosa latifolia alba oris violaceis.
Iris Tuberosa latifolia alba oris purpureis.
Iris Tuberosa latifolia alba maior.
Iris Dalmatica maior.
Iris Dalmatica minor.

Iris exautica camerarij maior.
Iris exautica camerarij minor.
Iris biflora lufitanica.
Iris lutea omnium maxima flore luteo.
Iris lutea variegata.
Iris noftras flore cæruleo.
Iris fufiana maior.
Iris fufiana minor.
Iris Tripolitana maior.
Iris Tripolitana minor.
Iris exautica maior flore purpureo violaceo.
Iris auguftifolia acaulis.
Iris Byfantina anguftifolia peramena flore albo.
Iris auguftifolia Byfantina peramena flore violaceo.
Iris auguftifolia Byfantina peramena flore violaceo multiplici.
Iris maritima maior.
Iris maritima minor.
Iris Bulbofa auguftifolia Africana flore purpureo violaceo cui caalis inftar ferpentariæ.
Iris Bulbofa auguftifolia Hifpanica flore purpureo cui caulis inftar ferpentariæ.
Iris Bulbofa auguftifolia alba maior.
Iris Bulbofa auguftifolia alba minor.
Iris Bulbofa auguftifolia aurea.
Iris Bulbofa auguftifolia cinericea.
Iris Bulbofa auguftifolia cærulea variegata.
Iris Bulbofa auguftifolia lutea variegata.
Iris Bulbofa auguftifolia purpureo violacea.
Iris Bulbofa auguftifolia Perfici flore.
Iris Bulbofa auguftifolia violacea.

Iris Bulbosa angustifolia violacea variegata.
Iris Bulbosa angustifolia lutea.
Iris Bulbosa latifolia prima Clusij flore albo.
Iris Bulbosa latifolia prima Clusij flore violaceo.
Iris Bulbosa latifolia prima Clusij flore cæruleo.
Iris Bulbosa Persica variegata elegans precox.
Iris Bulbosa latifolia Anglica flore albo.
Iris Bulbosa latifolia Anglica flore albo cum flammis violaceis.
Iris Bulbosa latifolia Anglica atro-violaceo.
Iris Bulbosa latifolia Anglica flore cineraceo cum flamis violaceis.
Iris Bulbosa latifolia Anglica flore ceruleo.
Iris Bulbosa latifolia Anglica flore purpureo elegans.
Iris Bulbosa latifolia Anglica flore purpurascente.
Iris Bulbosa latifolia Anglica flore purpureo dilutiori.
Iucca Indiæ Occidentalis planta.
Iuniperus maior.
Iuniperus minor.
Iuncus floridus.
Iuncus vulgaris major.
Iuncus humilis siue gramen iunceum.
Iuncus sulcatus flore ceruleo emplo.

K

KAli geniculatum.
Kali maximum.
Kali minimum.
Keiri Arabum.
Keiri Creticum.

Keiri

Keiri luteum Germanicum amplo flore simplici.
Keiri luteum Germanicum amplo flore multiplici.
Keiri luteum flore multiplici.

L

Lacrima Iobi.
Lactucarum variae differentiae.
Lagopus maior.
Lagopus minor.
Lagopus Elegans.
Ladanum segetum.
Ladanum segetum augustifolium.
Lamium album.
Lamium luteum Lusitanicum.
Lamium Beticum.
Lamium Luteum vulgare.
Lamium purpureum.
Lamium exoticum.
Lampsana.
Lapathi varia genera.
Lappa maior vulgaris.
Lappa minor seu Xantium.
Lappa maior Americana.
Laserpitium maius.
Laserpitum minus.
Lathyris Augustifolia siue climenum.
Lathyris latifolia.
Lauendula flore albo.
Lauendula flore Caeruleo.
Laureola.

Laurocerasus.
Laurus Alexandrina.
Laurus tynus luzitanica.
Laurus tynus Narbonensis.
Laurus vulgaris.
Lentiscus.
Leontopetalum.
Lepidium.
Leontopodium.
Leucacantha.
Leucoium flore albo multiplici.
Leucoium flore rubro multiplici.
Leucoium flore purpureo multiplici.
Leucoium marinus flore albo simplici.
Leucoium flore albo simplici.
Leucoium flore purpureo simplici.
Leucoium flore purpureo violaceo simplici.
Libanotis coronaria.
Libanotis ferulacea.
Libanotis Theophrasti.
Liliasphodellus flore luteo odoratus.
Liliasphodellus flore Phœniceo.
Lilium album Byfantinum.
Lilium album vulgare.
Lilium conuallium flore albo.
Lilium conuallium flore rubello.
Lilium cruentum serotinum.
Lilium cruentum.
Lilium aureum Allobrogum.
Lilium flauum Allobrogum sub albidis oris.
Lilium Persicum.

Lilium purpureum bulbos gerens in alis.
Lilium purpureum maius.
Lilium purpureum minus.
Lilium purpureum Polyanthemum præcox.
Lilium purpureum medium.
Lilium rubrum.
Lilium minus Americanum Angustifolium flore phœniceo.
Limonium maius.
Limonium minus.
Limonium elegans.
Limonium foliis halimi.
Limones.
Linaria creuca amplo flore luteo.
Linaria montana Odorata flore cinericeo.
Linaria purpurea.
Linaria vulgaris.
Linaria Valentina.
Linaria maior vulgaris.
Linaria minor vulgaris.
Lingua maior Dalechamp.
Linum vulgare.
Linum semper virens maior augustifolium seu tenuifolium.
Linum semper virens minus angustifolium seu tenuifolium.
Lithospermum Anchusæ facie flore violaceo.
Lithospermum maius.
Lithospermum minus.
Lolium maius.
Lolium minus.

Lonchitis foliis aspleni.
Lonchitis maior.
Lonchitis aspera.
Lonchitis alpina aspera.
Lotus arbor.
Lotus herba.
Lotus lybica Dalechampi.
Lunaria Borrusa.
Lunaria maior.
Lunaria minor.
Lunaria radiata.
Lupinus Africanus flore violaceo elegans.
Lupinus minor exoticus flore cæruleo.
Lupinus satiuus.
Lupinus Syluestris.
Lupulus.
Lychnis Anglica.
Lychnis coronaria flore albo simplici.
Lychnis coronaria purpureo simplici.
Lichis coronaria flore purpureo multiplici.
Lychnides variæ.
Lycopersicum maius.
Lycopersicum minus.
Lysimachia Americana foliis rubris non floruit apud nos.
Lysimachia lusitanica flore luteo.
Lysimachia cærulea flore spicato.
Lysimachia cærulea galericata.
Lysimachiæ variæ.

M

Macalep seu chamecerasus petrea.
Maiorana annua vulgaris.
Maiorana Anglica semper virens.
Mala insana.
Malorum variæ species.
Malus Arantia maior corniculata.
Malus Arantia minor Chinensis.
Malus Arantia acidæ.
Malus Arantia duleis.
Malus Persica flore multiplici.
Malus Persica diuersorum specierum.
Malus punicea dulcis.
Malus punicea acidia.
Malus citonia.
Malus armenia.
Malua arborea.
Malua Brasiliana arborescens.
Malua rosea fructicosa.
Malua rosea diuersarum specierum & colorum foribus.
Malua trimestris.
Mandragora mas.
Mandragora fœmina.
Maratriphyllum palustre.
Marubium album.
Marubium cretense.
Marubium fœtidum.
Martagum Americanum flore phœniceo punctato.

Martagum americanum flore luteo punctato.
Martagum chymistarum flore albo.
Martagum chymistarum flore albo punctato lotaringium.
Martagum chymistarum flore purpureo.
Martagum exauticum angustifolium flore spadiceo.
Martagum germanicum serotinum flore purpureo.
Martagum imperiale flore albo.
Martagum imperiale flore carneo punctato.
Martagum imperiale flore purpureo.
Martagum macedonicum flore phœniceo.
Martagum montanum flore purpureo maculato.
Martagum montanum longiore spica.
Matragum ponponen. flore luteo.
Martagum ponponeum flore phœniceo.
Marum cortusij.
Marum mastichenum.
Matricaria flore pleno.
Matricaria flore duplicato.
Matricaria vulgaris.
Medica Arabica.
Medica altera.
Medica marina.
Medica Hispanica maxima.
Medica spinosa.
Melanthium beticum.
Melanthium citrinum.
Melanthium damacenum.
Melanthium pleno flore.
Melanthium vulgare.
Melilotus Italica flore albo.

Melilotus Hispanica latifolia.
Melilotus vulgaris.
Melissa Constantinopolitana.
Melissa Moldauica.
Melissa fuchsij.
Melissa vulgaris.
Moluca aspera.
Mentha crispa.
Mentha Romana.
Mentha vulgaris rubra.
Mentha vulgaris angustifolia.
Mentha ocimoides.
Mentastrum Crispum.
Menthastrum tuberosum.
Menthastrum vulgare.
Mercurialis mas mai.
Mercurialis fœminas.
Mespilus Aronia.
Mespilus siluestris.
Mespilus absque nucleis.
Mespilus vulgaris.
Mezereum Arabum.
Mezereum Germanicum.
Meum seu meu vulgare.
Meum seu meu verum.
Milium Indicum.
Milium Indicum semine nigro.
Milium vulgare.
Millefolium creticum.
Millefolium flore rubro.
Millefolium flore purpureo.

Millefolium luteum.
Millefolium odoratum.
Millefolium vulgare.
Millefolium Aquaticum.
Millegrana.
Molugo.
Moly Dioscoridis flore albo.
Moly Italicum flore rubello.
Moly Pyræneum flore luteo.
Moly Hispanicum flore rubro.
Moly triangulatum imperiale flore albo.
Moly purpureum folijs Narcissi.
Moly vmbellatum flore albo.
Moly vmbellatum flore carneo.
Moly vmbellatum flore cinericeo.
Moly Babilonicum vmbellatum Pumile Echinatum
    flore suaue rubente.
Moly zibethinum monspelience.
Monophyllum.
Morsus Diaboli flore albo.
Morsus Diaboli flore violaceo vulgaris.
Morus alba.
Morus nigra mas.
Morus nigra fœmina.
Morus rubra Americana.
Muscipula flore albo.
Muscipula flore purpureo.
Myagrum.
Myrrhis odorata.
Myrrhis montana.
Myrrhis Germanica.

                                           Myrrhis

Myrrhis fœtens.
Myrthus angustifolia.
Myrthus angustifolia Italica.
Myrthus Betica latifolia.
Myrthus latifolia Gallo prouincia flore pleno.
Myrthus latifolia Italica.

N

Napellus maior præcox.
Napellus maior serotinus.
Napellus minor.
Narcissus Africanus polyanthos aureus calice phœnicco.
Narcissus Africanus luteus maior polyanthos.
Narcissus Africanus luteus medius polyanthos.
Narcissus Africanus luteus minor polyanthos.
Narcissus Africanus luteus minimus polyanthos.
Narcissus Africanus subluteus polyanthos.
Narcissus luteus annualis maior.
Narcissus luteus antumnalis minor.
Narcissus Bysantinus albus mediocroceus serotinus amplo flore polyanthos.
Narcissus Bysantinus albus medioluteus amplo flore polyanthos.
Narcissus Bysantinus albus medioluteus amplo flore latifolius polyanthos.
Narcissus Bysantinus albus mediocroceus amplo flore polyanthos.
Narcissus Chalcedonicus albus medioluteus multiplex maior polyanthos.

Narcissus Chalcedonicus albus medioluteus multiplex minor polyanthos.
Narcissus Chalcedonicus albus media fimbriata lutea multiplici corolla polyanthos.
Narcissus Chalcedonicus albus medioluteus polyanthos.
Narcissus albidus Chalcedonicus calice breui sulphureo polyanthos.
Narcissus Pysanus albus medioluteus polyanthos.
Narcissus Pysanus albus medioluteus medius polyanthos.
Narcissus Pysanus albus medioluteus minor polyanthos.
Narcissus Creticus totus albus polyanthos flore multiplici.
Narcissus Hispanicus totus albus polyanthos.
Narcissus totus albus Narbonensis maior polyanthos.
Narcissus totus albus Narbonensis minor polyanthos.
Narcissus totus albus Bysanthinus amplo flore polyanthos.
Narcissus niueus amplo calice sulphureo polyanthos.
Narcissus albidus amplo calice folis reflexis polyanthos.
Narcissus albidus medioluteus amplo calice patulo polyanthos.
Narcissus albus medioluteus amplo calice patulo polyanthos.
Narcissus Poeticus albus mediocroceus multiplex.

Narcissus Poeticus albus mediocroceus simplex.
Narcissus Poeticus albus minor multiplex serotinus.
Narcissus Poeticus albus minor stellatus serotinus.
Narcissus Poeticus albus maior amplo flore.
Narcissus Poeticus omnium maximus albus medio purpureus.
Narcissus albus medioluteus amplo flore.
Narcissus albus medioluteus ex senensis Agro.
Narcissus albus medioluteus patulo calice amplo.
Narcissus albus Pirenæus medioluteus.
Narcissus albidus medioluteus calice patulo omnium maximus.
Narcissus luteus amplo calice patulo omnium maximus.
Narcissus totus candidus patulo calice maior.
Narcicus totus albus amplo calice patulo minor.
Narcissus Hispanicus amplo calice albidus maior calice sulphureo.
Narcissus Hispanicus albidus maior amplo calice.
Narcissus Hispanicus luteus maior amplo calice.
Narcissus Hispanicus luteus medius amplo calice.
Narcissus Hispanicus luteus minor amplo calice.
Narcissus Hispanicus luteus medius flore nutante amplo calice.
Narcissus Hispanicus luteus lato calice amplo.
Narcissus Hispanicus luteus minimus foliis reflexis amplo calice.
Narcissus Hispanicus luteus minimus pumilius amplo calice.
Narcissus Hispanicus luteus minimus rectus amplo calice.

K ij

Narcissus montanus totus albus amplo calice maior.
Narcissus montanus totus albus medius amplo calice.
Narcissus montanus totus albus amplo calice flore nutente.
Narcissus montanus luteus latifolius oblongo calice.
Narcissus montanus luteus latifolius amplo calice.
Narcissus montanus luteus polyanthos amplo calice.
Narcissus montanus Italicus luteus amplo calice fimbriato.
Narcissus montanus albidus calice luteo amplo.
Narcissus montanus luteus sylueſtris amplo calice.
Narcissus sylueſtris Hispanicus maximus luteus multiplex.
Narcissus sylueſtris Hispanicus maximus luteus roseus.
Narcissus sylueſtris Hispanicus maximus luteus multiplex odoratus amplo flore.
Narcissus sylueſtris Germanicus maior.
Narcissus sylueſtris vulgaris roseus minor.
Narcissus sylueſtris vulgaris flore luteo virente.
Narcissus luteus maior multiplici calice.
Narcissus luteus minor multiplici calice.
Narcissus Indicus autumnalis flore rubello inſtar lilij polyanthos minor.
Narcissus Indicus autumnalis latifolius rubello inſtar lilij polyanthos.

Narciſſus Indicus autumnalis rubello albicante colore polyanthos.
Narciſſus Indicus autumnalis latifolius pumilius vmbellatus flore rubello polyanthos.
Narciſſus Indicus latifolius ſcamoſa radice flore phœniceo.
Narciſſus Indicus latiſſimis foliis, non floruit apud nos.
Narciſſus Indicus latifolius flore phœniceo inſtar Iacobei polyanthos.
Narciſſus virginianus lilij florus flore purpuraſcente.
Narciſſus marinus ſeu pancratium autumnale ſiue hemerocalis Valentina Cluſij.
Narciſſus marinus tertius Mathioli ſeu Pancratium vernale.
Narciſſus Perſicus maior vernus flore luteo,
Narciſſus Perſicus vernus flore luteo minor.
Narciſſus ſeptimus Mathioli ſeu Leucenarciſſo hexaphyllum polyanthos pratenſe vernum.
Narciſſus ſeptimus mathioli ſeu leuconarciſſo hexaphyllum paucioribus floribus.
Narciſſus ſeptimus mathioli flore pleno polyanthos.
Narciſſus ſextus mathioli ſeu leucoium triphyllum leuconarciſſo lirium iuncifolium autumnale flore ſuaue rubente minimum.
Narciſſus ſextus mathioli ſeu leucoium triphyllum leuconarciſſo lirium iuncifolium minimum vernum flore rubello.
Narciſſus iuncifolius Africanus autumnalis albus polyanthos.

Narciffus iuncifolius Africanus autumnalis flore toto viridi polyanthos.
Narciffus iuncifolius autumnalis albus medio obfoletus.
Narciffus iuncifolius albus amplo calice foliis reflexis polyanthos maior.
Narciffus iuncifolius albus amplo calice foliis reflexis polyanthos.
Narciffus iuncifolius luteus foliis reflexus calice sulphureo polyanthos.
Narciffus iuncifolius aureus foliis reflexis.
Narciffus iuncifolius albidus maior polyanthos amplo calice.
Narciffus iuncifolius luteus maior amplo calice polyanthos.
Narciffus iuncifolius luteus medius amplo calice polyanthos.
Narciffus iuncifolius luteus minor amplo calice polyanthos serotinus.
Narciffus iuncifolius luteus amplo calice flore rotonda circinitatis roseo polyanthos maior serotinus.
Narciffus iuncifolius luteus maior multiplex polyanthos.
Narciffus iuncifolius luteus maior calice breui polyanthos.
Narciffus iuncifolius luteus medius calice breui polyanthos.
Narciffus iuncifolius luteus minor calice breui polyanthos.
Narciffus montanus sylueftris iuncifolius amplo

calice flore albo.
Narcissus montanus syluestris iuncifulius amplo ca-
lice, flore albido.
Narcissus montanus syluestris iuncifolius luteus
amplo calice maior.
Narcissus montanus syluestris iuncifolius luteus mi-
nor amplo calice.
Narcissus montanus syluestris iuncifolius luteus
fimbriato calice mutoni.
Nardus Americana.
Nardus cretica.
Nardus montana.
Nasturtium Indicum.
Nasturcium Americanum tuberosum.
Nasturcium hortente Crispum.
Nasturcium hortente vulgare.
Nasturcium mai. aquaticum seu nasitor.
Nasturcium min. aquaticum.
Nasturcium minus pratence.
Natrix Plini.
Nepeta maior.
Nepeta minor.
Nerium flore albo.
Nerium flore rubro.
Noli me tangere seu persicaria filicosa.
Numularia maior.
Numularia minor.
Nymphea maior alba.
Nymphea maior lutea.
Nymphea minor alba.
Nymphea minor lutea.

O

OCimum cariophyllatum.
Ocimum latifolium maculatum.
Ocimum latifolium crispum.
Ocimum maximum.
Ocimum minus tenuifolium cariophilatum album.
Ocimum minus tenuifolium cariophilatum nigrum.
Ocimum vulgare.
Oculus cati seu balote crispa.
Oenanthe aquatica.
Oenanthe prior.
Oenanthe altera montana.
Oenante tertia.
Olea satiua.
Olea boemia.
Olea syluestris.
Ononis spinosa vulgaris flore rubello.
Ononis spinosa exautica flore albo.
Ononis non spinosa flore purpureo.
Ononis non spinosa flore luteo.
Onobrychis.
Onopordum.
Ophioglossum.
Ophioscorodum.
Oreoselium.
Origanum heracleum.
Origanum Americanum maius flore purpureo maius.

Origanum Americanum maius flore albicante.
Origanum vulgare.
Ornithogalum Arabicum.
Ornithogalum Hispanicum bulbo & folio narcissi.
Ornithogalum Hispanicum vmbellatum.
Ornithogalum Hispanicum minus spicatum.
Ornithogalum Hispanicum minus spicatum flore luteo.
Ornithogalum Alpinum flore luteo maius.
Ornithogalum creticum folio hyacinthi Orientale vmbellatum minus.
Ornithogalum indicum spicatum flore luteo viridi albicante.
Ornithogalum Monspeliense.
Ornithogalum Neapolitanum.
Ornithogalum Pannonicum maius.
Ornithogalum Pannonicum minus.
Ornithogalum vulgare maius.
Ornithogalum vulgare minus.
Ornithogalum trifolium flore prorsus niueo odoratum lusitanicum.
Ornithopodium.
Orobanche.
Othonna seu herba venti Rondeletij.
Oxyacantha.

P

Pœonia fœmina flore multiplici albicante.
Pœonia fœmina flore carneo multiplici.

L

Pœonia fœmina flore rubro multiplici.
Pœonia fœmina rubra simplex.
Pœonia mas folio iuglandis.
Pœonia Ochranthemos.
Pœonia promiscua flore albicante precox.
Pœonia promiscua flore purpureo.
Pœonia promiscua flore carneo.
Paliurus.
Palma maior.
Palma minor seu chamærifes.
Panax asclepium.
Panax heracleum.
Panax chironium.
Panicum.
Papauer corniculatum flore luteo.
Papauer corniculatum flore phœniceo.
Papauer corniculatum flore violaceo.
Papauer eraticum Orientale multiplex flore rubello.
Papauer Orientale flore albo multiplici.
Papauer Orientale flore purpureo multiplici.
Papauer Orientale flore rubro multiplici.
Papauer Orientale flore carneo multiplici.
Papauer Orientale flore multiplici atro purpuraścente.
Papauer spinosum clusij.
Papauer spumeum.
Parietaria.
Paronichia folio alsine.
Paronichia folio ruthæ.
Pentaphyllum album argentatum.
Pecten veneris.

Peplis.
Perchepier seu saxifraga Anglorum.
Perfoliata.
Persicaria maculata.
Persicaria mitis perannis repens.
Persicaria mitis.
Persicaria vrens.
Periploca.
Persica amygdalina.
Persica flore pleno.
Persicarum variæ species.
Petasites maior.
Petasites minor.
Petasites montanus seu alpinus.
Petasites maximus americanus.
Petroselinum Macedonicum verum.
Peucedanum Italicum maius.
Peucedanum Italicum minus.
Peucedanum vulgare.
Phalangium Americanum flore albo tradescanti.
Phalangium Americanum flore violaceo tradescanti.
Phalangium creticum salonense.
Phalangium Allobrogum.
Phalangium ramosum.
Phalangium non ramosum.
Phalaris.
Phaseolus niger Indicus flore phœniceo.
Phaseolus niger Indicus flore purpurascente.
Phaseolus niger minor vmbellatus flore violaceo diluciori.

L ij

Phaseolorum variæ species.
Phylandrium Hispanicum maius.
Phylandrium minus Alpinum.
Phylandrium Plinij.
Phyteuma mathioli, aphilantes dalechampis.
Philitis vulgaris.
Philitis multiphido.
Philitis sterilis.
Pinus.
Pinaster.
Pisum vmbellatum.
Pisum Americanum peranne.
Pisum absque pargameno in siliqua.
Pisum tetragonologum seu sandalida cretica Clusij.
Pisum vulgare.
Pisi variæ species.
Pityusa.
Pistacia.
Plantago Aquatica maior.
Plantago minor aquatica semine stellato.
Plantago lusitanica caulescens.
Plantago marina.
Plantago rosea.
Plantago vera vulgaris.
Plantago vera vulgaris siluestris.
Plantago omnium maxima lusitannica.
Plantago vera variegata.
Plantago minor augustifol. seu lauciolatā variegata.
Platanus.

Phlomos lienites seu Verbascum saluifol. monspe-
liense.
Polemonium.
Polium montanum.
Polium montanum vulgare.
Polium montanum mai.
Polium montanum minus.
Polium montanum subrectum.
Polyacantha.
Polygala.
Polygala Valentina maior Clusij.
Polygala Valentina minor Clusij.
Polygonatum Americanum maius ramosum race-
mosum.
Polygonatum Americanum spicatum fructu rubro
magno repens.
Polygonatum Virginianum spicatum repens.
Polygonatum Americanum perfoliatum flore lu-
teo amplo.
Polygonatum Americanum perfoliatum ramosum
flore subluteo amplo.
Polygonatum maius.
Polygonatum Augustifolium.
Polygonatum tertium Clusij.
Polygonatum pannonicum flore duplici.
Polygonatum vulgare.
Polypodium.
Polytrichum.
Populus alba.
Populus nigra.
Populus libica.

L iij

Portulaca aquatica.
Potamogetum.
Potentilla.
Poterium.
Primula syluarum diuersæ.
Primula veris bysantina maior latifolia flore purpureo simplici.
Primula veris Anglica omnium maxima polyanthos flore luteo multiplici.
Primula veris flore albicante multiplici.
Primula veris flore fimbriato simplici.
Primula veris flore gemino maior polyanthos.
Primula veris flore gemino minor polyanthos.
Primula veris flore viridi pleno.
Paralitica maior serotina amplo flore viridi.
Paralitica minor flore purpureo.
Prunus flore duplicato.
Prunus mirobolanus.
Prunorum variæ species.
Pseudo bunias.
Pseudo cyperus.
Pseudo costus.
Pseudo dictamus.
Psyllium semper virens.
Psyllium vulgare annuum.
Ptarmica austriaca.
Ptarmica flore pleno.
Pulegium Ceruinum.
Pulegium regale.
Pulegium minus vulgare.
Pulmonaria flore albo.

Pulmonaria flore purpureo maior Germanica.
Pulmonaria flore purpureo vulgaris.
Pulsatilla montana maior flore albo polyanthos.
Pulsatilla montana flore viridi luteo.
Pulsatilla flore albicante.
Pulsatilla flore violaceo.
Pyracantha.
Pyretrum verum.
Pyrola.
Pyrus flore duplicato.
Pyrus fructu intus rubro.
Pyrorum variæ species.
Pyraster maius.
Pyraster minus seu amelantia.

Q

Qvadrifolium pheum.
Quinque neruia.
Quercus mai. & fœmina.

R

Radix caua maior flore purpureo.
Radix caua maior flore purpureo.
Ranunculus Asiaticus flore albo maior amplo.
Ranunculus Asiaticus minor flore albo.
Ranunculus Asiaticus flore albo cum lineis purpureis.
Ranunculus Asiaticus flore albo cum lineis purpureis tenuifolius.

Ranunculus Asiaticus flore albo oris rubris.
Ranunculus Asiaticus flore luteo variægato amplo maior.
Ranunculus Asiaticus flore aureo.
Ranunculus Asiaticus flore sub luteo variægato.
Ranunculus Asiaticus sulphureus oris rubris.
Ranunculus Asiaticus flore luteo maior amplo flore.
Ranunculus Asiaticus flore coccineo simplici.
Ranunculus Asiaticus flore coccineo multiplici.
Ranunculus Asiaticus flore purpureo simplici.
Ranunculus Asiaticus flore purpureo intus alb. oris sulphureis.
Ranunculus albus maior grumosa radice flore albo simplici.
Ranunculus albus multiplex grumosa radice.
Ranunculus albus foleo plantaginis Pyrenæus grumosa radice.
Ranunculus albus talietri folio grumosa radice.
Ranunculus luteus latifolius creticus.
Ranunculus luteus folio graminis.
Ranunculus luteus Hispanicus vernus.
Ranunculus montanus latifolius alpinus.
Ranunculus grumosa radice luteus autumnalis polyanthos odoratus.
Ranunculus luteus autumnalis odoratus simplex lusitanicus.
Ranunculus Illyricus luteus maior flore multiplici polyanthos.
Ranunculus Illyricus minor luteus multiplex polyanthos.

Ranunculus

Ranunculus Illyricus maior simplex luteus.
Ranunculus Illyricus luteus minor simplex.
Ranunculus globosus.
Ranunculus luteus multiplex polyanthos.
Ranunculus luteus polyanthos multiplex sylueſtris repens.
Ranunculus tuberosus maior Anglicus multiplex polyanthos.
Ranunculus tuberosus minor multiplex polyanthos.
Ranunculus nemerosus flore albo simplici.
Ranunculus nemorosus flore albo multiplici.
Ranunculus nemorosus flore carneo.
Ranunculus nemorosus flore herbido.
Ranunculi pratenses varij.
Raphanus sylueſtris.
Raphanus paluſtris.
Raphanus niger perannis.
Raphanus monospermos.
Raphanus vulgaris.
Rhaponticum foliis enulæ.
Rhaponticum montanum foliis Cinaræ.
Rhaponticum verum.
Rhaponculum alopecurum.
Rhapontium.
Rhamnus primus Dioscoridis.
Rhamnus secundus monspeliensis.
Rhamnus tertius seu catarticus.
Reseda maior Italica.
Reseda minor vulgaris.
Rodia radix.

M

Rhus Plinij myrtifolia.
Rhus coriariorum seu cotynus Plinij.
Rhus officinarum obsoniorum.
Rhus virginiana.
Ribes fructu albo.
Ribes fructu nigro.
Ribes germanica fructu rubro magno.
Ribes alpina fructu rubro magno.
Ribes fructu rubro vulgaris.
Rosa alba multiplex.
Rosa alba simplex.
Rosa alba muscata multiplex.
Rosa alba muscata simplex.
Rosa alba Damacena multiplex.
Rosa alba pimpinellæ folio.
Rosa Batauica multiplex flore albo maior.
Rosa Batauica multiplex flore carneo maior.
Rosa Batauica flore carneo pomifera multiplex.
Rosa Batauica flore albicante multiplex.
Rosa Batauica flore purpureo minor inodora multiplex.
Rosa Batauica multiplex flore rubro minor odorata.
Rosa Austriaca flore phœniceo simplici.
Rosa Germanica flore albo variægato multiplici.
Rosa cynamomea multiplex.
Rosa cynamomea simplex.
Rosa flore carneo multiplici sylueftris.
Rosa cannia sylueftris simplex.
Rosa holosericea flore duplici.
Rosa lutea simplex.

Rosa lutea multiplex.
Rosa Italica flore carneo perpetua.
Rosa purpurea francofurti.
Rosa Americana semper virens flore carneo simplici.
Rosa sine spinis maior Neapolitana flore purpureo duplici.
Rosa sine spinis minor montana flore carneo.
Rubea maior.
Rubea minor.
Rubea latifolia siue spuria dodonei.
Rubus Idæus Americanus latissimis foliis amplo flore purpureo odorat. fructu rubro.
Rubus Idæus fructu albo.
Rubus Idæus fructu rubro.

S

Sabdariffa maluæ species.
Sabina baccifera.
Sabina vulgaris.
Sagittaria.
Salicis variæ species.
Salicornia.
Saluia bosci.
Saluia latifolia syluestris.
Saluia lutea maculata.
Saluia baccifera.
Saluia rubra maculata.
Saluia vulgaris.
Saluia vita.

Sambucus aquatica multiplex.
Sambucus aquatica simplex.
Sambucus foliis laciniatis.
Sambucus montana racemosa.
Sambucus vulgaris fructu albo.
Sambucus vulgaris fructu nigro.
Sanamunda.
Sandalida cretica.
Sanguisorba maior Americana flore albo spicato.
Sanguisorba maior Italica.
Sanguisorba minor vulgaris seu pimpinella.
Sanicula Americana repens flore albo.
Sanicula alpina guttata.
Sanicula Hispanica guttata.
Sanicula vera vulgaris.
Saponaria exautica folio caulem obtegente.
Saponaria alpina flore pleno.
Saponaria vulgaris.
Satureia semper virens.
Satureia vulgaris annua.
Satyrium siue dens caninus Dalechamp.
Satyrium trifolium.
Saxifraga alba.
Saxifraga aurea.
Saxifraga Anglor.
Saxifraga maior Germanica.
Saxifraga vulgaris.
Saxifraga maxima pratensis.
Scabiosa perpetua cretica arborescens.
Scabiosa flore albo Hisp.

Scabiosa cretica flore rubro variægato.
Scabiosa montana maior foliis centauri maioris.
Scabiosa montana latifolia.
Scabiosa Hispanica spherica.
Scabiosa Hispanica tenuifolia.
Scabiosa vulgaris.
Scabiosæ aliæ variæ.
Scolimos.
Scoparia seu belueder aut osiris mai. siue linaria.
Scoparia.
Scordium.
Scorodoprassum.
Scorsonera Hispanica angustifolia.
Scorsonera Bohemica.
Scorsonera pratensis.
Scorpioides folio bupleuri maior.
Scorpioides folio bupleuri minor.
Scorpioides folio portulacæ.
Scorpioides leguminosa.
Securidaca maior.
Securidaca minor.
Securidaca peregrina.
Sedum maius arborescens.
Sedum minus vermiculatum arborescens.
Sedum minus vermiculatum flore albo.
Sedum minus flore luteo.
Sedum serratum.
Sedum vermiculatum maius seu esculentum.
Sedum vrens.
Sedum alpinum minimum.

Senecio.
Senecio foliis & floribus luciniatis.
Serapias flore candido.
Serapias palustris.
Serapias montana.
Serpentaria Americana. Dalechampij.
Serpentaria maior Hispanica.
Serpentaria maior Italica.
Sesamoides folio coronopi.
Sesamoides magnum salamenticum.
Sesamoides paruum alterum.
Serpillum Pannonicum.
Serpillum vulgare.
Serratula Mathioli.
Serratula chrysanthema.
Seseli Æthiopicum frutex.
Seseli Æthiopicum herba.
Seseli cicutæ facie.
Seseli cretense tenuifolium.
Siler montanum.
Seseli massiliense.
Seseli Peloponense.
Seseli Germanicum pratense
Siderat. variæ.
Sinapio variæ species.
Siligo.
Sisarum.
Sison.
Sigillum beatæ Mariæ.
Sisymbrium.
Sisymbrium vide nasturcinum.

Sisymrichium maius Africanum flore purpureo.
Sisymrichium maius Hispanicum flore violaceo.
Sisymrichium minus flore violaceo.
Smilax aspera.
Smyrnium creticum.
Soldanella.
Soldanella alpina.
Solanum Ægyptium Clusij seu anticorum.
Solanum Americanum arborescens racemosum.
Solanum arborescens seu somniferum.
Solanum hortense.
Solanum lignosum.
Suncus maximus.
Suncus nemoralis.
Soncus asper.
Soncus leuis.
Soncorum variæ species.
Sophia chirurgorum.
Sorbus domestica.
Sorbus syluestris torminalis seu crategus Theophrasti.
Sorbus Americana.
Sorbus torminalis Plinij.
Sorgum.
Spergula.
Spica.
Spondilium.
Stachys Italica flore purpureo.
Stachys monspelliensium.
Stachys odorata.
Stachys syluestris.

Staphisagria.
Staphyllodendrum.
Stoebe capitata rorifimarini folio.
Stoebe marina fpinofa.
Stoebe falamentica maior.
Stoebe falamentica minor.
Stoebe Neapolitana tenuifolia flore albo.
Stoebe exautica tenuifolia incana flore purpureo.
Stœcas Arabica.
Stœcas citrina.
Storax calamita.

T

Tabacum latifolium maius.
Tabacum anguftifolium maius.
Tabacum minus feu hiofciamum luteum perueria-num.
Tamarifcus.
Tanacetum Anglicum crifpum.
Tanacetum Anglicum flore albo.
Tanacetum montanum inodorum.
Tanacetum vulgare.
Tarcum.
Taxus.
Telephium maius Hifpanicum.
Telephium Germanicum flore purpureo.
Telephium femper virens.
Telephium vulgare.
Terbinthus vera.

Terebinthus capadocea.
Testiculus canis.
Testiculus hyrci.
Testiculus vulpis Dodonei.
Testiculus odoratus Dodonei.
Tetrahit.
Teucrium beticum.
Teucrium maius.
Teucrium lusitanicum.
Teucrium pratense.
Tapsia latifolia maior.
Tapsia tenuifolia.
Thlaspi creticum flore albo seu draba.
Thlaspi clypeatum maius latifolium flore sulphureo.
Thlaspi creticum vmbellatum flore purpureo.
Thlaspi Hispanicum fructicosum semper virens vmbellatum flore albo.
Thlaspi Hispanicum semperuirens foliis floribus & siliquis instar glasti satiui.
Thlaspi lusitanicum marinum siliquosum flore atro rubente.
Thlaspi mechliniense.
Thlaspi minimum peltatum.
Thlaspi vmbellatum minus vulgare.
Thlaspi clypeatum vulgare.
Thymbra.
Thymelea.
Thymum creticum cœphalotum.
Thymum vulgare.
Tilia mas.

Tilia fœmina.
Tithymalus caratias.
Tithymalus myrthites.
Tithymalus tuberosus.
Tithymalij varij.
Tormentilla.
Trachelium Americanum flore rubro seu Cardinalis planta.
Trachelium maius flore albo multiplici.
Trachelium maius flore albo simplici.
Trachelium maius flore violaceo multiplici.
Trachelium maius flore violaceo simplici.
Trachelium minus serotinus flore candido.
Trachelium minus flore violaceo.
Tragopogum flore cinericeo.
Tragopogum flore luteo.
Tragopogum flore purpureo.
Tragopogum folio graminis.
Tragoriganum creticum.
Tragoriganum Germanicum.
Trifolium acetosum flore albo.
Trifolium acetosum flore luteo corniculato.
Trifolium maius Americanum clypeatum flore purpureo spicato.
Trifolium maius Americanum siliquosum flore cinericeo bituminosum.
Trifolium bituminosum flore ceruleo.
Trifolium odoratum.
Trifolij variæ species.
Triticum.
Tryorchis variæ species.

Tulipa minor auguftifolia alpina.
Tulipa caramania minor anguftifolia flore purpureo precox.
Tulipa minor anguftifolia Bononienfis flore luteo.
Tulipa minor Hifpanica anguftifolia flore luteo.
Tulipa minor anguftifolia perfica bicolor.
Tulipa perfica latifolia flore candido.
Tulipa latifolia bononienfis flore rubro oris luteis.
Tulipa Armeniaca flore fanguineo.
Tulipa Armeniaca flore obfoleto.
Tulipa rubra præcox pumilior.
Tulipa Pyrifine feu bombicina maior precox flore phœniceo.
Tulipa Pyrifine feu bombicina media flore rubro vnguibus purpureis fulphureo circulo cinctis.
Tulipa ftriata precox flore luteo.
Tulipa ftriata ferotina flore luteo oris rubris.
Tulipæ præcoces variæ.
Tulipæ mediæ variæ.
Tulipæ ferotinæ variæ.
Tus.
Tuffilago montana maior.
Tuffilago montana minor.
Typha.

V

Vacaria.
Vaccinia rubra.
Vaccinia nigra.
Valeriana aquatica.
Valeriana mas.
Valeriana fœmina.
Valeriana Græca flore albo.
Valeriana Græca flore ceruleo.
Valeriana Indica flore violaceo.
Valeriana maxima exautica.
Valeriana peregrina flore albo.
Valeriana peregrina flore rubro.
Verbascum mas.
Verbascum fœmina.
Verbena recta.
Verbena vulgaris.
Veronica mas latifolia.
Veronica mas recta augustifolia flore ceruleo & flore albo minor.
Veronica.
Viola martia biflora multiplex.
Viola martia simplex.
Viola lutea Americana maior subrecta.
Viola lutea Americana minor.
Violæ martiæ variæ.
Viola mariana.
Viola matronalis flore pleno albo.
Viola matronalis flore violaceo duplicato.

Viola surrecta tricolor.
Viola montana flore violaceo.
Viola monta flore luteo.
Viola tricolor.
Viola pratensis.
Viola Calathiana vernalis.
Viola Calathiana autumnalis.
Viburnum.
Viscaria maius
Visnaga.
Vlmaria maior.
Vlmaria minor.
Vitis vinifera foliis laciniatis fructa albo precox.
Vitis vinifera.
Vitis vinifera, variæ species.
Vitis corintiaca fructu rubro & albo.
Vua crispa fructu albo hirsuto comm.
Vua crispa fructu albo.
Vua crispa fructu rubro.
Vua crispa fructu violaceo.
Vua muscata.
Vua crispa fructu albo vulgaris.

X

Xylosteum.
Xylon.
Xyris.

Z

Ziſiphus.
Zea, Galice eſpeaute alias ſcourgeon.

F I N I S.

Ce Cathalogue estant achevé d'imprimer, ie me suis auisé auant que de luy donner congé de se faire voir, de le conferer auec les diuers parterres de nostre Iardin, pour voir s'il portoit nouuelle, & donnoit auis de toutes les plantes que nous y auons veu vegetter cette année 1636. Et m'estant apperçeu de plusieurs oubliées, ie les ay rengees en cet Appendix, encore ne crois-ie pas y auoir tout mis, par ce que tous les iours il nous arriue de nouuelles descouuertes, mais nous y pourrons Dieu aydant pouruoir la prochaine année, & de là continuant de faire de bien en mieux.

APPENDIX.

Alcanna.
Alcea veneta.
Alcea vesicaria.
Acetosa Lusitanica flore variægato.
Alcea villosa.
Alsine maior repens Clusij.
Alsine Annua maior repens folio trissaginis.
Alliaria.
Alysson. Galeni.
Alysson. Plinij.
Alysson. Equinoides.
Anthillis marina.
Aizoides militaris seu sedum aquatille.
Anagalis aquatica.

Aphylantes. Primum Dalechampi.
Aphylantes, fecundum Dalechampi.
Arondo minima.
Betonica Alpina tomentofa.
Bubonium.
Bunium.
Buxus maior.
Chamæpitis tertia Mathioli.
Chamærodendros Alpina.
Calamagrostis.
Citrulus Indicus fructu variægato.
Circium Anglicum.
Caucalis echinato femine.
Canphorata Monfpelienfis.
Camphorata vulgaris Annua.
Clematis Lufitanica flore Albicante.
Caryophillus Narbonenfis vmbellatus flore purpureo.
Caryophillus minor Narbonenfis vmbellatus flore purpureo.
Cardus ftellatus luteus foliis Cyani.
Conuoluulus Indicus minor hederæ folio flore cyaneo.
Cucurbita ftriata vmbellifera.
Cynara Betica.
Cycercula cræica.
Cycer fylueftre peranne.
Doronicum tertium clufiij.
Doronicum Alpinum maius.
Dipfacus fatiuus.
Dipfacus fylueftris.

Dipfacus

Dipsacus minor.
Euphrasia lutea Narbonensis angustifolia frutescens.
Equisetum seu canda equina.
Eupatorium Canabinum Indicum maius.
Eupatorium Narbonense.
Esula Americana latifolia flore albo instar campanulæ.
Eringium pumile.
Fœniculus dulcis.
Fœniculus vulgaris.
Fraxinella flore albo.
Galega Alpina.
Genista subrecta.
Gnaphalium legitimum Clusij.
Geranium malacoides Monspeliense.
Gramen triglochines.
Gramen iunceum marinum flore spicato.
Gramen iunceum marinum minus.
Hedisarum minus.
Hedisarum Monspeliense.
Halicacabum Americanum maius flore variegato.
Lichnis supina Glabra angustifolia Narbonensis.
Lichnis Anglica marina lobelli.
Lycium Galicum.
Lotus Indica arbor.
Lamium Astragaloides.
Leucanthemum marinum supinum.
Linaria Narbonensis frutescens.
Melandrium Plini.
Narcissus totus luteus minor Narbonensis polyanthos.

O

Narcissus albus medioluteus amplo flore polyan‍thos Narbonensis.
Ononis minor flore luteo.
Oxiacantha Dioscoridis seu spina alba comm.
Oxiacantha Dioscorid. seu spina alba flore pleno.
Panax Chyronium flore albo.
Polygonum angustifolium maius seu polycarpum.
Polygonum angustifolium minus.
Polygonatum fœmina.
Plantago marina angustifolia maior.
Plantago marina angustifolia minor.
Quamoclit seu Iasminum flore rubro.
Scabiosa montana calidarum regionum Dalech.
Scrophularia Americana maior.
Sesamoides Glabrum maius.
Sesamoides Massiliense seu Tartonraire.
Seseli Cræense asperum & nodosum echinato se‍mine.
Seseli paruum Monspeliense.
Sideritis Monspeliaca scordioides frutescens.
Sideritis Monspelia folio trissaginis minor.
Smilax lenis lusitanica.
Spina nigra seu prunus syluestris.
Statice Lusitanica latifolia.
Statice exautica angustifolia flore albo.
Statice exautica flore cinæriceo.
Statice marina minima.
Stoebe tenuifolia Narbonensis.
Stobe Lusitanica flore luteo allato caule echinato capite.
Stoebe Narbonensis flore purpureo echinato ca‍pite.

Stoebe pinata acaulis flore violaceo.
Suber.
Trifolium hemoroidale.
Trifolium rectum Narbonense.
Thlaspi incanum Narbonense.
Thlaspi Narbonense angustifolium.
Trifolium fragiferum.
Trifolium maius.
Tripolium minus.
Valeriana Alpina annua.
Valeriana Indica.
Viola Alpina.
Vna vrsi.

FINIS.

J'aurois fait vne remarque des fautes suruenües à l'impreßion de cette Description & Cathalogue, si les ames bien faictes y auoient recours: mais cela estant au deßous de la netteté & bonté de leur esprit, qui sçait supleer & pardonner à semblable occurrence, ie me dispenseray de cet exercice, ioint que ie choisis plustost de remettre la partie à l'année prochaine, où Dieu aydant, ie me promets de te donner vn autre Cathalogue, & plus correct & ce crois-ie plus ample que celuy-cy. Ceux qui ont paßé par le destroit de l'Imprimerie s'estonneront moins des defauts arriueZ que les autres, les vns & les autres pouront sçauoir pourtant que ie souhaitterois qu'il ne s'y en rencontrast aucun.

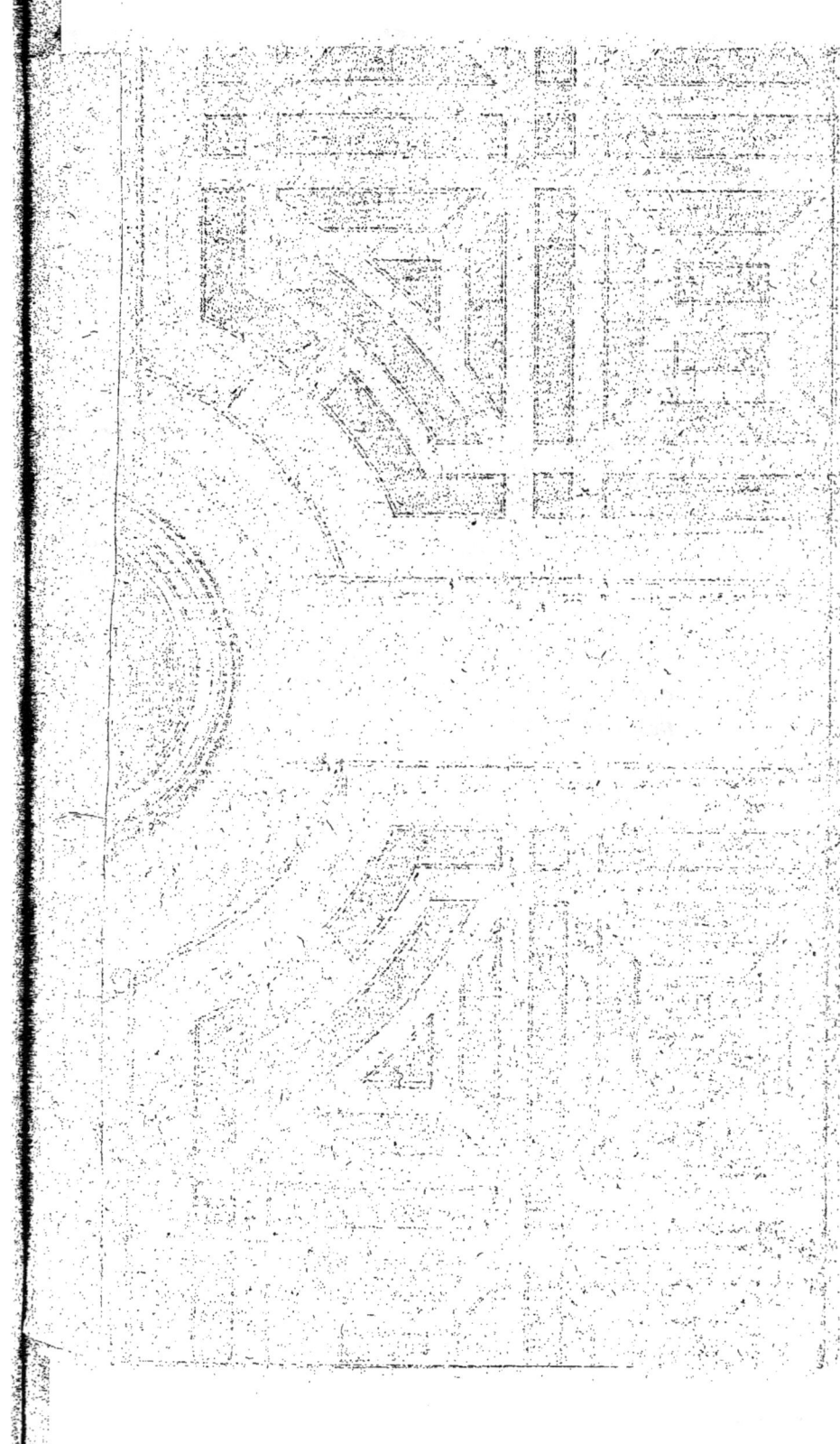

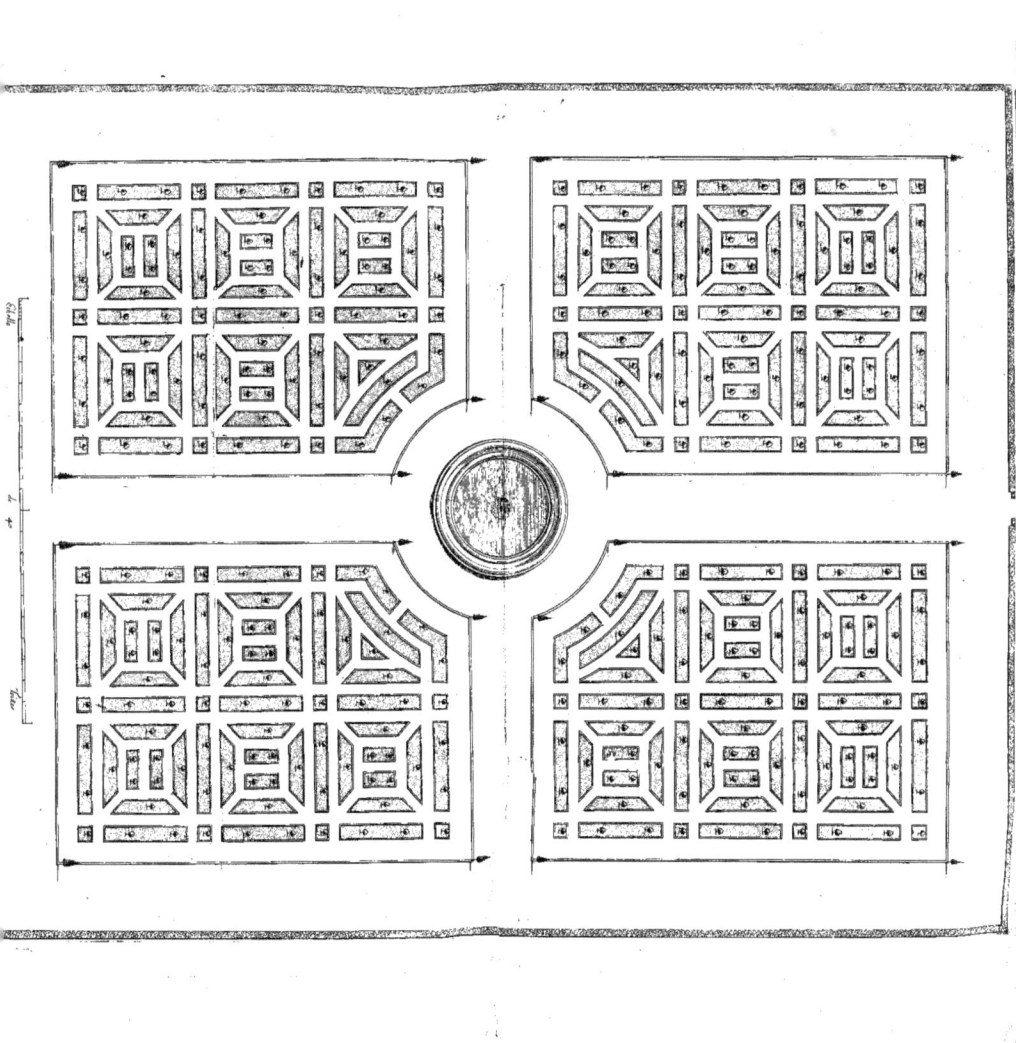

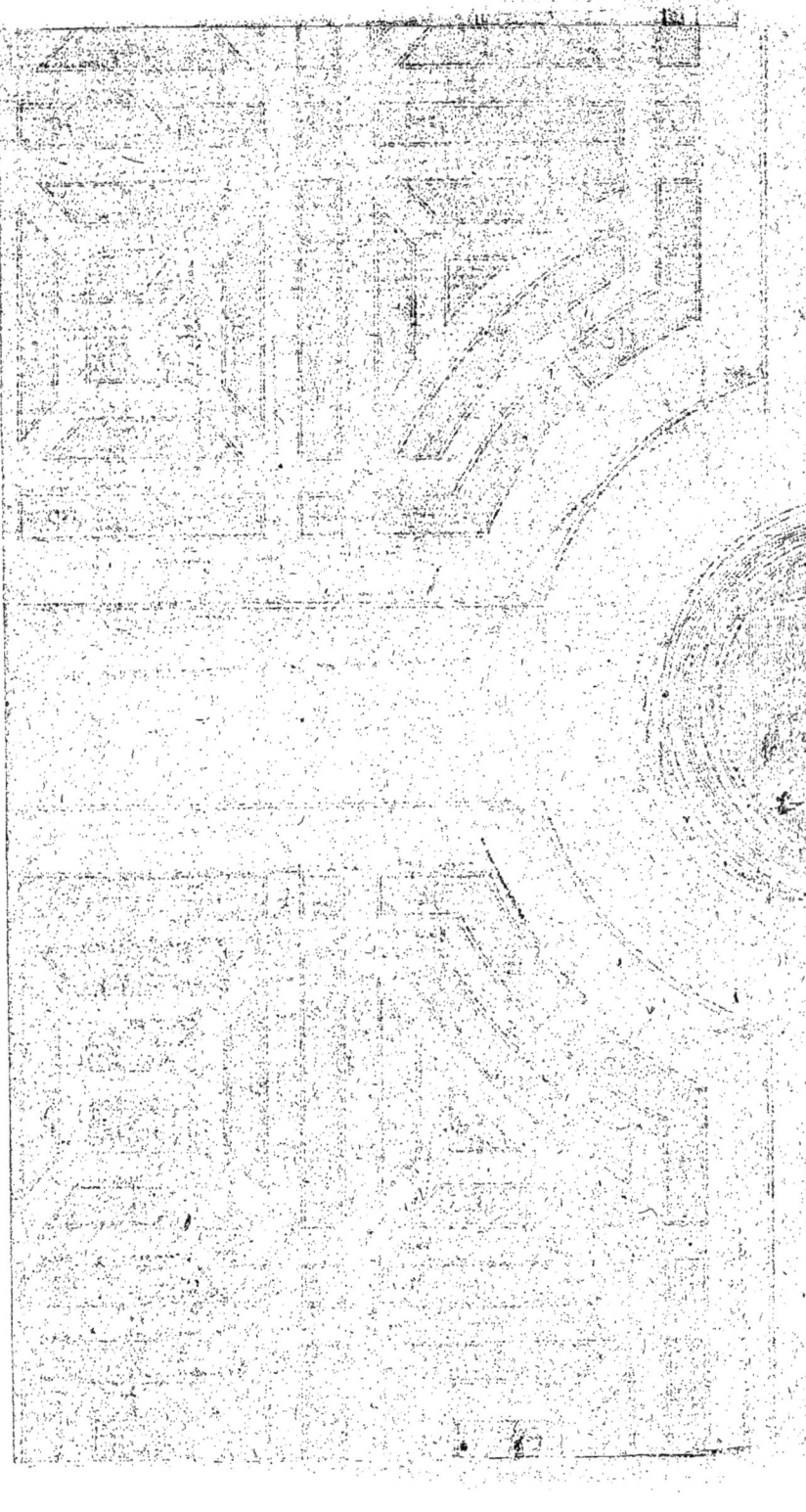

www.ingramcontent.com/pod-product-compliance
Lightning Source LLC
Chambersburg PA
CBHW070525100426
42743CB00010B/1956